“你应该知道的医学常识”大型医学知识普及系列

总主编　舒志军
周　铭
主　编　舒　政

明明白白做
MRI检查

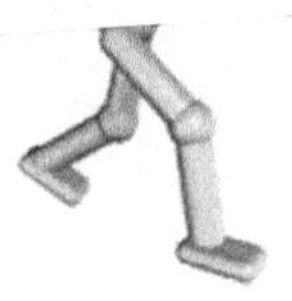

科学出版社
北　京

内 容 简 介

本书围绕MRI检查展开，先介绍了MRI检查的基本知识、MRI检查的流程及注意事项，然后从典型病例入手，介绍了MRI检查在人体主要系统中的临床应用，并对MRI检查报告专业术语作详细讲解，使读者能了解进行MRI检查的目的和内容，并能初步了解检查报告的含义。本书病例以临床MRI检查中遇到的常见病、多发病为主，紧贴实际，图文并茂，抽丝剥茧地回答读者关心的各种问题，对了解MRI检查具有一定的意义。

本书适合初中文化水平以上读者，尤其是对MRI检查感兴趣的读者阅读，也可供临床医护人员、医学生参考使用。

图书在版编目（CIP）数据

明明白白做MRI检查 / 舒政主编. —北京：科学出版社，2018.1

（“你应该知道的医学常识”大型医学知识普及系列 / 舒志军，周铭主编）

ISBN 978-7-03-054912-9

Ⅰ.①明… Ⅱ.①舒… Ⅲ.①核磁共振成象–诊断学 Ⅳ.①R445.2

中国版本图书馆CIP数据核字（2017）第257788号

责任编辑：闵　捷
责任印制：谭宏宇 / 封面设计：殷　靓

科学出版社 出版
北京东黄城根北街16号
邮政编码：100717
http：// www. sciencep. com
南京展望文化发展有限公司排版
广东虎彩云印刷有限公司印刷
科学出版社发行　各地新华书店经销
*
2018年1月第　一　版　开本：A5（890×1240）
2022年5月第五次印刷　印张：3
字数：73 000

定价：30.00元

（如有印装质量问题，我社负责调换）

“你应该知道的医学常识”大型医学知识普及系列总编委会

《明明白白做MRI检查》编委会

主　编

舒　政

副主编

葛琛瑾　邓小飞　孙　凤　邹晓刚

编　委

（按姓氏笔画排序）

王官连生　邓小飞　孙　凤
杜　颖　邹晓刚　杨景勇
周晨炜　葛琛瑾　舒　政

丛书序

我院的中西医结合工作开始于20世纪50年代，兴旺于60年代，发展于80年代，初成于90年代，1994年我院正式被上海市卫生局命名为“上海市中西医结合医院”。如今，上海市中西医结合医院已发展成为一所具有明显特色的三级甲等中西医结合医院、上海中医药大学附属医院。从上海公共租界工部局巡捕医院开始，到如今“精、融、创、和”医院精神的秉持，八十几载传承中，中西医结合人始终将“业贯中西、博采众长、特色创新、精诚奉献”的理念作为自己的服务宗旨。

提倡中西医并重、弘扬中西医文化、普及中医药知识一直是中西医结合人不懈努力的内容，科普读物的编写也是这一内容的重要组成部分。医学科普读物是拉近医护工作者和患者距离的有力工具，通过深入浅出、平实易懂的文字，能够让人们更好地了解医学、理解医生，也能使医生和患者之间的沟通更加顺畅。

本院相关科室医护工作者积极编写了“你应该知道的医学常识”大型医学知识普及系列，通过临床鲜活的病例介绍和医生丰富的经验记录，强调突出中西医结合诊断及治疗特色，着眼于人们的实际需求，为人们提供更具参考性、更为通俗易懂的医学知识，提高人们对医学科学知识的了解。此次“你应该知道的医学常识”大型医学知识普及系列的编写，也是我院在常见病患者及普通人群健康管理方面所做的一次努力。

我相信，对于患者、健康关注者还是临床医护人员，这都是一套值得阅读的好书！

上海中医药大学附属上海市中西医结合医院院长

2016 年 11 月

前 言

MRI检查，即磁共振成像，也称核磁共振检查。20世纪80年代，MRI设备被科学家们发明并应用于临床，极大地推动了医学的进步和变革，是临床医学发展历史上的一次里程碑。目前，在许多医院，尤其是在各大三级医院中，MRI设备日益普及，MRI检查的临床应用也日益广泛。随着MRI新技术的不断出现，MRI检查的前景越来越广阔，在临床中发挥着越来越重要的作用。

然而，目前MRI检查的专业知识对于非医学专业人士，甚至临床医师都较为陌生。编者在临床工作中，经常遇到患者和家属，也包括很多临床医师询问MRI检查的相关问题，感觉到普及MRI检查的基本知识很有必要。鉴于此，编者结合临床工作实际，参考国内外文献，编写了本书，期望更多人对MRI检查有所了解。

本书共分为三篇，约8万字，图89幅。本书先以问答的形式介绍了MRI检查的基本知识、MRI检查流程及注意事项，然后以实际病例结合知识问答，介绍了临床应用。读者可按顺序阅读，也可寻找感兴趣的内容进行阅读，遇到某些不甚理解的内容再参考基础部分的内容。

本书在编写的过程中得到了上海中医药大学附属上海市中西医结合医院影像科各位同仁的支持，谨此表示衷心的感谢。尽管我们力图呈现一本通俗易懂的科普读物，但是由于编者水平有限，缺漏甚至错误在所难免，恳请读者批评指正。

主编

2017 年 4 月

目 录

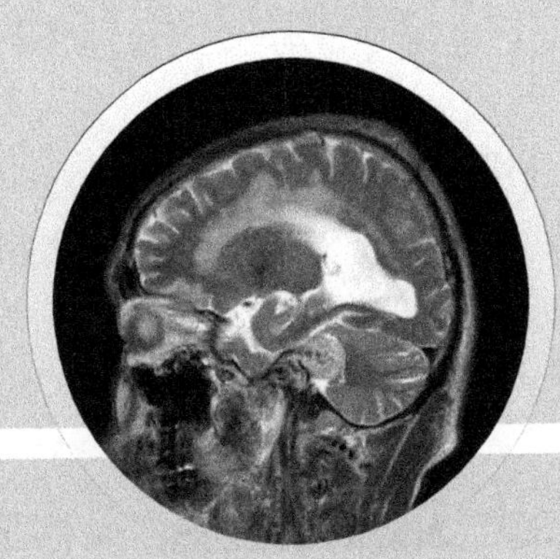

第一篇
基本知识

一、MRI 是什么？

MRI英文全称是magnetic resonance imaging，中文翻译是磁共振成像，它包括了磁和共振两个概念。磁指的是磁性，共振是一种自然界普遍存在的自然现象。磁共振成像的原理就是利用人与磁的共振中产生的电磁信号，重建成多种方位的图像，从而获得人体信息。

二、人体有磁性吗？人体是如何参与磁共振成像的？

人体在自然条件下是没有磁性的，但组成人体的数以万计的氢、碳、钠、磷原子是有磁性的。然而，各个原子所产生的磁性的方向是随机的，此消彼长、相互抵消，因此，人体就没有磁性。

但是，若将人体置于强大的人工磁场内，人体就有磁性了。这就好比一块铁板，铁板本身是没有磁性的，但把它放在磁场边上，铁板就有了磁性。如果这块铁板在磁铁边上放一会儿，把它从磁铁边拿走时，磁性也会消失。同样，当人体进入强大的人工磁场内，人体各种原子会被磁化，而当人体离开人工磁场，磁性也就消失了。和铁板不同，人体内各种原子的磁性远比铁板小，因此，人体自身并感觉不到这种磁化，一般的仪器也很难发现，这就需要借助磁共振设备来进行测量。

人体中所有原子都参与了磁共振成像吗？答案当然是否定的。事实上只有氢原子被用于磁共振成像。主要有两个原因：① 氢原子量最小，结构最简单，磁敏感性最强；和碳相比，氢原子的磁敏感性要高于碳的66倍；也就是说如果用碳原子作磁共振成像的对象，其外加磁场要非常强大；② 氢原子是人体中最丰富的原子，约占人体所有原子的2/3。

三、什么是磁共振信号？

磁共振信号是磁共振机器中使用的接受线圈探测到的电磁波，它具有一定相位、频率和强度。磁共振机器分析这些电磁波的不同特征，并将这些特征进行空间定位处理和强度数字化处理，形成了MRI图像上的明暗特征。人体内不同组织具有不同的磁共振信号。

四、什么是加权图像？

加权在磁共振成像中是一个多含义的词。

首先，加权是一个统计学的数学概念，指的是一组数据加起来进行平均处理。那磁共振为什么要用加权图像呢？这是因为磁共振图像是计算机数字化的图像，一幅图像被分割为512×512个像素，每个像素的亮度是磁共振成像过程中反复激发和信号采集平均化后的结果。

其次，加权有权重的含义，常用的权重因素有质子密度、T1加权及T2加权。例如质子加权图像就是主要反映质子密度差异的图像。T1加权图像就是反映T1值差异的图像。同样的T2加权图像就是反映T2值差异的图像。在诊断报告中看到的“T1WI”及“T2WI”指的就是T1加权图像及T2加权图像。一般来说，T1WI有利于观察解剖结构，而T2WI则对显示病变组织较好。

五、什么是质子密度？什么是T1值、T2值？

质子密度是反映单位组织中质子含量的多少，其与重量是两个不同的概念。重量大的物质质子密度不一定高，如骨组织。质子密度高的物质重量也不一定大，如脂肪组织。在MRI图像中，质子密度在质子加权图像中观察，质子密度高的组织为高信号影。质子密度低的组织为低信号影。

T1值就是纵向磁矩从0恢复到原来63%的时间。T2值就是横向磁矩从最大值减少至最大值37%的时间。一个组织的T1值和T2值是不同的，一般T1值远大于T2值。通常利用不同组织的T1值和T2值在MRI图像判断组织成分。例如，脂肪组织T1值短，MRI信号强，影像白；脑组织与肌肉组织T1值居中，MRI信号中等，影像灰；脑脊液T1值长，MRI信号弱，影像黑。在T2WI上，则与T1WI不同，例如，脑脊液T2值长，MRI信号强而呈白影（见表1–1）。

表1–1　几种常见组织在T1WI和T2WI上的灰度

	脑白质	脑灰质	脑脊液	脂肪	骨皮质	骨髓质	脑膜
T1WI	白	灰	黑	白	黑	白	黑
T2WI	白	灰	白	白灰	黑	灰	黑

六、什么是 TR、TE?

TR英文全称为time of repetition，也就是脉冲重复时间。在磁共振成像时会对同一组织反复进行激发，因此当第二次激发时，须等待第一次回波采集完成。TR就是这两次激发间的间隔时间。一般认为TR值延长，信噪比增加，T2WI权重增加，可扫描的层数增多，检查时间长，反之亦然。

TE英语全称为time of echo，也就是回波时间。指的是每次激发后至回波采集的时间。一般认为TE值，信噪比降低，T2WI权重增加。

磁共振的扫描图像一般包括T1WI图像和T2WI图像。T1WI图像TR短和TE短，T2WI图像TR长、TE长。根据TE的长短，T2WI又可分为重、中、轻三种。病变在不同T2WI中信号强度的变化，可以帮助判断病变的性质。例如，肝血管瘤T1WI呈低信号，在轻、中、重度T2WI上则呈高信号，且随着加重程度，信号强度有递增表现，即在重T2WI上其信号最强。

七、同样做MRI检查，为什么时间会差别那么大？

MRI检查是一类影像学检查的总称，包括很多不同的检查项目。不同的检查项目，检查时间会有很大差异。比如一个常规的脊柱MRI检查只需要5分钟，而一个腹部MRI检查就需要半小时。有时同样的检查项目，又会因为患者的情况的不同，因有扫描序列及扫描参数的差异，造成检查时间的巨大差别。

总的说来，MRI检查分为MRI平扫检查、MRI增强检查及一些特殊检查。

MRI平扫检查是一种不注入造影剂（不需要打针）的磁共振检查方式，提供疾病基本信号改变及解剖信息，是MRI检查的基本方法。一般常规的头颅MRI检查及脊柱MRI检查运用的就是MRI平扫检查，速度较快，5～10分钟可完成。

MRI增强检查是指注入磁共振造影剂的MRI检查方式，是MRI平扫检查的有效补充，能够提供更多的诊断信息。但是MRI增强检查不能代替MRI平扫检查，而且MRI增强检查也会因为不同的检查项目或检查目的而有很大的差别。

MRI特殊检查包括磁共振血管成像（MRA）、胰胆管成像（MRCP）、尿路成像（MRU）、椎管脊髓成像（MRM）、弥散成像（DWI）、灌注成像（PWI）、磁敏感成像（SWI）、扩散张量成像（DTI）、磁共振波谱分析（MRS）等。这些检查项目中有些就需要更长的时间（一个多小时）。

八、何时应该选择 MRI 增强检查?

MRI检查的优势之一是图像具有良好的组织对比，使医生能够通过图像发现病变的敏感性显著提高。但是，正常组织的弛豫时间与病变组织的弛豫时间有较大重叠，有时仅有MRI平扫检查，难以发现病灶且定性也有一定的困难。磁共振造影剂能改变组织的弛豫时间，改变组织的信号强度，从而提高组织对比。以下情况可考虑应用造影剂进行MRI增强检查。

（1）适用于检查头部时先前的MRI平扫检查已显示病变、需颅内肿瘤手术前检查、有心血管疾病病史、有颅外恶性肿瘤病史、老年患者、感染性疾病或败血症、客观的神经功能受损、一些非特异性主诉（头痛、头晕）、癫痫等患者，以及老年患者。正常的脑和脊髓组织受血-脑屏障保护，钆造影剂不能进入，因而无强化表现。

（2）检查头颈部时需要明确眼眶内病变的性质，评价鼻咽部和颅底肿瘤播散范围。

（3）检查脊柱时，鉴别瘢痕与硬膜外纤维化，明确脊髓瘘管和脊髓增大的原因，判断是否为肿瘤转移性疾病的患者。

（4）检查体部时一般需要在注射造影剂后应用动态扫描序列区别良性与恶性肿物，例如，显示乳腺肿物、肝肾肿物、前列腺肿物、子宫和附件肿物、结肠肿物、心肌缺血区域。

（5）检查肌肉骨骼时，一般应用脂肪抑制T1WI增强扫描显示肿瘤及感染性病变。

（6）大范围血管成像。

九、MRI 增强检查造影剂有哪些分类?

磁共振造影剂是通过内外界弛豫效应和磁化率效应间接地改变

组织的信号强度，按增强类型可分为阳性和阴性造影剂二大类；按造影剂的生物学分布，可分为细胞外间隙非特异性分布造影剂、进入细胞内或细胞膜结合造影剂、血池分布造影剂等。目前应用最广泛的造影剂，即Gd-DTPA，中文名为二乙三胺五乙酸钆或钆喷酸葡甲胺盐。

Gd-DTPA是非常安全的造影剂，半数致死量（LD50）为每千克体重20 mmol左右，其常规应用剂量为每千克体重0.1 mmol，其安全系数（半数致死量/有效剂量）高达200（碘造影剂的安全系数为8～10）。

Gd-DTPA的副作用发生率很低，文献报道为1.5%～2.5%，多表现为头晕、一过性头痛、恶心呕吐、皮疹等。严重不良反应的发生率极低，为1%～2%，可表现为呼吸困难、血压降低、支气管哮喘、肺水肿，非常严重者可导致死亡。出现严重反应者多原有呼吸系统疾病或过敏病史。关于Gd-DTPA副作用的发生机制仍不清楚。目前，大多数作者认为主要与Gd-DTPA本身的化学毒性有关。Gd-DTPA副作用的高危因素及其副作用的预防和处理均与CT检查时常用的水溶性含碘造影剂相仿。

十、做MRI检查时，为什么检查室内声音很响？

做过MRI检查的人都知道，封闭的MRI检查室里不仅空间小，做检查的时间长，而且还产生非常强的噪声，引起不适和恐惧。那噪声是如何产生的？会不会对人造成伤害呢？

MRI检查时的噪声主要与梯度场的切换有关。梯度场在磁共振成像中用于定位不同人体组织的位置。由于在磁共振扫描中，需要不停地切换梯度场，尤其在某些需要频繁快速切换梯度场的序列，产生的噪声比其他序列更大。

虽然MRI设备的出厂参数都受到严格的检测，必须控制在对人体安全的范围内的，但是少数患者在做完MRI检查后仍感觉双耳不适。

这种不适一般一两天后即可恢复，不必惊慌。若长时间不恢复，建议到五官科检查。

MRI 检查的噪声不可避免，在检查过程也采取了很多措施来保护患者的安全，如塞棉花团、耳机入耳等，但是并不能做到完全没有噪声，并且在检查的过程中患者需要听医生的指令来配合检查，如吸气、呼气。

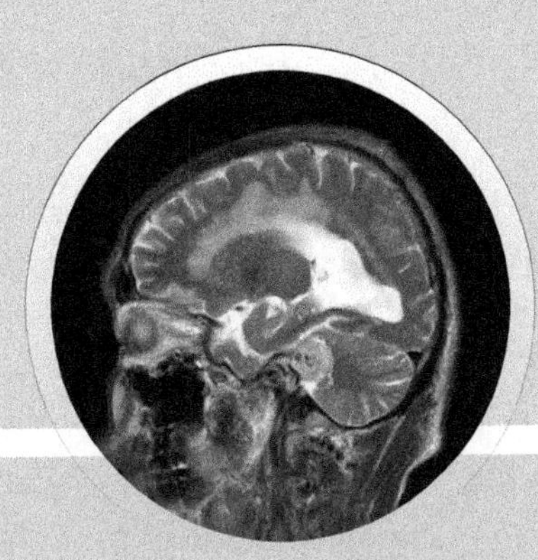

第二篇

MRI 检查的流程及注意事项

一、MRI 检查的流程是什么？

（1）临床医师根据患者病史情况开具MRI检查申请单。患者接受MRI增强检查，一般还需要患者本人或家属签署《造影剂知情同意书》。

（2）检查前：患者务必除去金属物品，并妥善保管好贵重物品。进入检查室，禁止携带手机等金属物品。

（3）检查过程中：患者须尽量配合医师或技师检查，避免运动，以保证图像质量。

（4）检查后：一般3个工作日内可领取诊断报告；疑难病例会适当延迟出报告时间。患者及家属应妥善保管MRI检查结果，以便今后复查时对比检查结果。

二、MRI 检查需要携带其他检查资料吗？

MRI检查是临床检查的一部分，所以之前患者已经和临床医师进行相关病史的沟通。在进行MRI检查时应携带有关临床资料，如X线、CT、超声、化验、放射性核素及已做过的外院CT等检查结果和图片，以方便影像科医师作诊断参考。有时，影像科医师还需要和患者直接沟通临床病史及作相应的体格检查，以便能够进行准确的诊断。

三、MRI 检查时需要家属陪同吗？

一般做MRI检查的患者不需家属陪同，但儿童、不配合检查者、神志不清者、危重患者需要家属及相关医护人员陪护。

四、MRI检查有哪些适应证?

1. 头颅　如颅脑肿瘤、脑血管疾病、颅脑外伤、颅内感染、脑退行性病变等疾病均是MRI检查的最佳适应证。MRI检查的多方位,多参数成像特点,能为颅脑病变的定位定性诊断提供有利帮助。应用MRI特殊检查可以使脑血管病在早期得以诊断。此外还可以进行脑功能成像研究等。

2. 脊椎与脊髓　还适用于如脊椎与脊髓的肿瘤、椎间盘突出、椎管狭窄、脊髓空洞等。

3. 头颈部及五官　对眼眶内肿瘤、内耳先天发育异常、鼻窦和鼻腔的炎症和肿瘤、鼻咽及口咽部肿瘤、甲状腺肿瘤、涎腺肿瘤、颈部肿块以及颈部淋巴结转移等有较大诊断价值。

4. 心脏、大血管　MRI检查可以评价心脏的形态、功能,对各种先天性和获得性心脏病以及心包病变有较高的诊断价值。MRI心肌灌注成像能对心肌梗后心肌活性做出评估,冠状动脉造影能较为准确的评价冠状动脉的狭窄及其程度。此外MRI检查还可显示主动脉瘤及夹层动脉瘤等大血管病变。

5. 胸部　MRI检查对纵隔肿瘤、肺癌分期等有较高诊断价值,易于观察纵隔肿瘤及其与血管间的解剖关系,对中心型肺癌及其与肺门血管和肺门淋巴结的关系显示较好。

6. 腹部　MRI检查对腹部脏器,如肝、胆、胰、脾、肾及肾上腺等疾病的诊断有很高的价值。对腹部脏器的占位性病变可做出比较明确的定位、定性诊断,对良恶性病变的鉴别诊断具有明显的优势。磁共振胰胆管成像和尿路成像,无需造影剂、无须插管,既可显示胰胆管系统和尿路系统,也可发现胰胆管及尿道的梗阻性和非梗阻性扩张,有帮于了解梗阻部位和原因,发现先天畸形等。

7. 盆腔　能清楚地显示盆腔的解剖结构，对盆腔肿瘤、炎症、转移等病变或淋巴结等能提供重要的诊断依据，是最佳影像学检查手段。

8. 肌肉及骨关节　MRI检查可清晰显示关节软骨、韧带、肌肉和肌腱，在关节病变的诊断中明显优于CT检查，在一定程度上可代替有创性的关节镜检查。MRI检查还可用于骨无菌性坏死的早期诊断。MRI检查对骨的原发和转移性肿瘤的检出也很敏感。对肌肉病变以及肌肉软组织内的肿瘤病变有很高诊断价值。对于累及骨髓的病变，如肿瘤、白血病、感染及代谢性疾病的诊断具有较高价值。

9. 乳腺　适用于对于乳腺疾病的早期发现，病变良恶性的诊断，特别是适用于乳腺癌的诊断。

五、MRI 检查有哪些禁忌证？

1. 绝对禁忌证　以下这些情况是绝对不能做MRI检查的。

（1）体内装有心脏起搏器。

（2）体内植入电子耳蜗、磁性金属药物灌注泵、神经刺激器等电子装置。

（3）妊娠3个月内。

（4）眼眶内有磁性金属异物。

2. 相对禁忌证　有些患者在做好风险评估、权衡利弊后慎行MRI检查。

（1）体内有弱磁性置入物（如心脏金属瓣膜、血管金属支架、血管夹、螺旋圈、滤器、封堵物等）时，一般建议在相关术后6～8周再进行检查，且最好采用1.5 T以下场强设备。

（2）体内有金属弹片、金属人工关节、假肢、假体、固定钢板等时，视金属置入物距扫描区域（磁场中心）的距离，在确保人身安全的前提下慎重选择，且建议采用1.5 T以下场强设备。

（3）体内有骨关节固定钢钉、骨螺丝、固定假牙、避孕环等时，考虑产生的金属伪影是否影响检查目标。

（4）可短时去除生命监护设备（磁性金属类、电子类）的危重患者应慎行MRI检查。

（5）癫痫发作、神经刺激症、幽闭恐怖症患者应慎行MRI检查。

（6）高热患者。

（7）妊娠3个月及以上。

（8）体内有金属或电子装置植入物者，建议参照产品说明书上的MRI检查安全提示。

六、X线、CT、MRI这些检查究竟怎么选？

MRI检查的优势很多，但是也有许多不足之处。当遇到具体疾病时，究竟是选X线、CT，还是MRI检查呢？具体问题还需要具体分析。

1. 外伤　临床上各种外伤，如果临床医生怀疑伤到了骨头，优先选择X线检查，检查方便快捷、图像直观易懂。有些部位，骨头有重叠，若要进一步观察，可以选择CT检查。MRI检查对于正常骨皮髓质等显示并不理想，一般不选择。但若是要看骨髓损伤或是隐匿性骨折，就要行MRI检查了，因为MRI检查能够敏感地发现骨髓水肿。

2. 颈椎腰椎及关节软组织疾病　首选MRI检查，次选CT检查，尤其是颈椎病、腰椎间盘突出等椎间盘疾病需要观察椎间盘与相应的神经根时，最佳的选择就是MRI检查。同样，对于关节、肌肉、脂肪组织检查，MRI检查也是首选。

3. 胸部疾病　粗看X线片，细看CT片，X线胸片可粗略检查心脏、主动脉、肺、胸膜、肋骨、心脏等，可以检查有无肺纹理增多、肺部钙化点、主动脉结钙化等。胸部CT检查显示出的结构更清晰，对胸部病变检出敏感性和显示病变的准确性均优于常规X线胸片，特别是对于早期肺癌确诊有决定性意义。但是CT检查的辐射剂量高于X线。MRI检查对于肺部疾病的诊断，应用非常有限。排除冠心病用CT检查，看心功能用超声，常规的心脏结构与功能检查，心脏彩超所提供的信息已经较为充分，又简单易行。行CT检查可检查冠状动脉，但冠脉CT检查辐射量较大，不适合作为常规体检。MRI检查虽无电磁辐射，但对冠状动脉的检查不及CT血管成像。

4. 腹部盆腔疾病　腹部及盆腔是MRI检查又一个重要的适应证。在腹部肿瘤的诊断及鉴别诊断中起着重要的作用。但MRI检查对空腔脏器及钙化不敏感，且图像空间分辨力不如CT检查，因此两者需要共同结合。

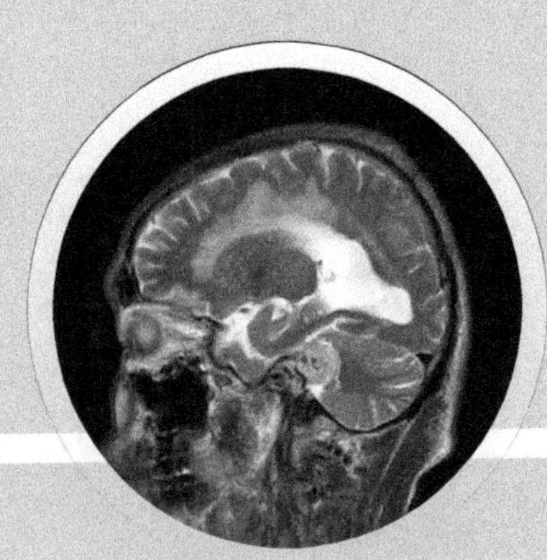

第三篇
临床应用

头颅MRI检查

第一节　颅脑外伤

·典型病例·

患者，李某某，男，32岁。外伤后头痛3小时来院急诊，即刻行头颅MRI检查。

·图像资料·

见图3-1。

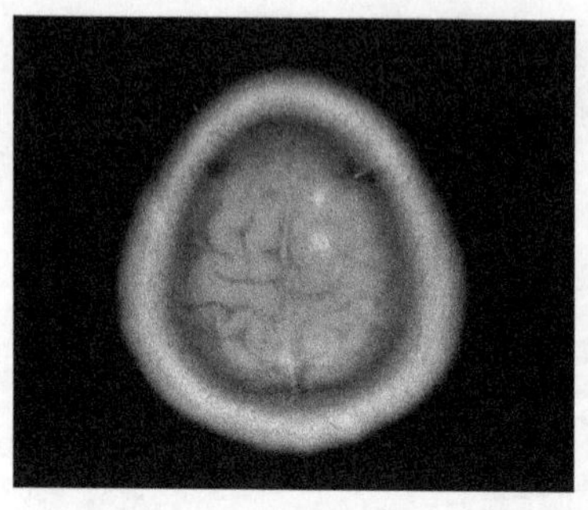

A. T1WI

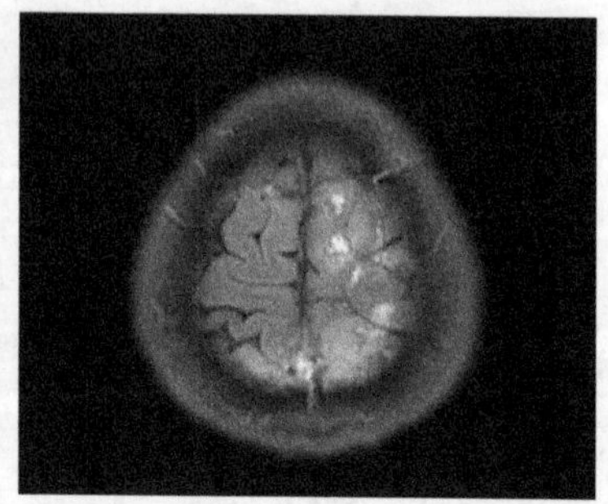

B. T2WI

图3-1　两侧额顶叶多发脑挫裂伤伴血肿

·诊断报告·

1.　放射学表现　两侧额顶叶见多发异常信号影，T1WI呈高信号，T2WI呈高信号，周围见环形低信号影，DWI示弥散受限，呈高信号。脑干及小脑未见明显异常信号影。脑室系统未见扩大，脑池、脑沟未见增宽，中线结构未见移位。

2. 放射学诊断　两侧额顶叶多发脑挫裂伤伴血肿。

· 报告解读 ·

1. "T1WI呈高信号，T2WI呈高信号"　这是病变信号变化的描述。MRI的诊断就是不同的信号组合得出的。如T1WI高信号、T2WI高信号代表了亚急性出血。

2. "两侧额顶叶"　指出血的部位。

3. "DWI示弥散受限"　DWI是指弥散加权图像，这是一种磁共振扫描的序列，一般用于辅助判断新鲜脑梗死及肿瘤的良恶性。

4. "脑室系统未见扩大，脑池、脑沟未见增宽，中线结构未见移位"　该描述指的是颅内没有占位效应。占位效应一般指脑组织病理解剖改变的一种影像学表现，由颅内占位病变及周围水肿所致。表现局部脑沟、脑池、脑室受压变窄或闭塞，中线结构移位。

· 知识问答 ·

1. 在头颅检查中，MRI检查和CT检查有什么区别?

CT检查对中枢神经系统疾病的诊断具有较高的价值，应用相当普遍，对颅内肿瘤、脓肿和肉芽肿、寄生虫病、颅脑外伤、颅内血肿、蛛网膜下腔出血、脑梗死、脑先天性畸形或发育不良、脑椎管内肿瘤、椎间盘突出和椎管狭窄等能够很好地做出定位和定性诊断，诊断效果好。对动脉瘤、血管畸形的诊断则有一定限度。

MRI检查在中枢神经系统应用较为成熟。三维成像和流空效应使病变定位诊断更为准确，可观察病变与血管的关系。对脑干、幕下区、枕骨大孔区病变的显示优于CT检查。对脑脱髓鞘疾病、多发性硬化、脑梗死、脑与脊髓的肿瘤、血肿、脊髓先天异常与脊髓空洞症的诊断也有较高价值。MRA（磁共振血管造影）对脑血管的主干及主要分支的疾病具有初步的诊断作用。

（1）对于颅脑外伤，虽然X线平片能显示颅骨骨折、移位，但大部分患者仍需行CT检查，了解颅内有无出血及出血的详细情况，所以，近年的观点更倾向于颅脑外伤直接行CT检查。

（2）对于颅内肿瘤，幕上的肿瘤，CT平扫和增强检查多可做出诊断。当CT检查诊断困难，或肿瘤位于大脑表面、颅底或后颅窝时，需做MRI检查。

（3）对于炎症和脱髓鞘性疾病，CT平扫和增强检查可以解决大部分颅内炎症性病变的诊断。对于可疑性病变和后颅窝的炎症仍需行MRI检查。MRI检查能更敏感显示炎症的范围、炎症内部改变和周围组织的改变。脑内脱髓鞘性疾病，CT检查大多只能起到提示作用，需要做MRI检查。MRI检查可以显示脱髓鞘疾病的分布、范围及病变的发展阶段，更利于诊断和鉴别诊断。

（4）对于血管性疾病，出血的急性期，CT检查较敏感，可做出明确诊断，无需做MRI检查。亚急性期和慢性期，MRI更敏感，能提供更多的诊断和鉴别诊断信息。脑梗死首先行CT检查，多可明确，但在超急性期需行MRI检查。对于动脉瘤、血管畸形等，除CT检查、MRI检查提供常规的断层影像学改变外，MRA可以显示大部分病变的血管改变。

（5）对于颅脑的先天畸形，首选MRI检查。CT检查的横断面断层显示的畸形的形态学往往不完全。MRI检查的多方向断层可更清楚地显示畸形的形态学改变。

2. 在MRI图像上出血的表现是什么？

和CT不同，出血在MRI上表现很复杂，其信号强度会随着时间的变化而变化，为什么会出现这样的改变呢？其最根本的原因是血肿内血红蛋白在改变（见表3–1）。

当血刚从动脉里流出来，红细胞还是完整的，里面藏着氧合血红蛋白，这称为超急性期。过了一段时间，虽然红细胞的细胞壁没有破裂，但其中的氧丢失了，血红蛋白变成脱氧血红蛋白，此时称为急性期。随着时间推移，红细胞的细胞壁仍没有破裂，但脱氧血红蛋白被氧化成正铁血红蛋白，此时称为亚急性早期。随着红细胞的细胞壁破裂，正铁血红蛋白出现在红细胞外，自由的正铁血红蛋白是亚急性晚期的突出特点。最终，在慢性期，经过铁蛋白、正铁血红蛋白转化为含铁血黄素沉积了下来，经年累月后都可以一直看到。

表3-1　磁共振出血分期

阶　段	时　间	血肿的成分	T1	T2
超急性期	<24小时	细胞内，氧合血红蛋白	低信号（黑）	高信号（白）
急性期	1～3天	细胞内，脱氧血红蛋白	低信号（黑）	低信号（黑）
亚急性早期	3～7天	细胞内，正铁血红蛋白	高信号（白）	低信号（黑）
亚急性晚期	7～14天	细胞外，正铁血红蛋白	高信号（白）	高信号（白）
慢性期	>14天	细胞外，含铁血黄素	低信号（黑）	低信号（黑）

通过表3-1，可了解上面的病例，患者已经处于亚急性晚期，临床就会根据亚急性晚期血肿情况进行相应的治疗。

3. DWI是什么？

DWI也称弥散加权图像，弥散是指分子不断随机改变方向和位置的现象，即布朗运动。弥散加权图像（DWI）提供真实描述组织水分子扩散相对速度的图像对比，与传统的MRI技术不同，它主要依赖于分子的运动而不依赖自旋质子密度、T1或T2。

影响水分子扩散的因素诸如细胞内外的体积变化、水分子通过细胞膜的渗透作用、细胞外间隙形态的改变都可以影响DWI上的黑白对比。正常组织中水分子的随机运动在DWI上表现为低信号（黑），水分子由于运动受限在DWI上表现为高信号（白）。常见的原因如：新鲜脑梗死、脓肿、恶性肿瘤等。虽然DWI代表着很多不良事件的存在，但有时蛋白成分比较高的囊肿也会出现DWI弥散受限，这时就需要结合其他磁共振序列综合判断。

4. 硬膜外血肿MRI表现有哪些?

硬膜下血肿多发生于头颅直接损伤部位，常为加速性头颅伤所致，多不伴有脑实质损伤。因硬膜(见图3–2)与颅骨粘连紧密，故血肿的范围局限。头外伤后原发昏迷时间较短，再度昏迷前可有中间清醒期，可有脑受压症状和体征。MRI表现(见图3–3)为颅骨内板下双凸形异常信号影，血肿信号强度变化与血肿的时间有关(见表3–1)。

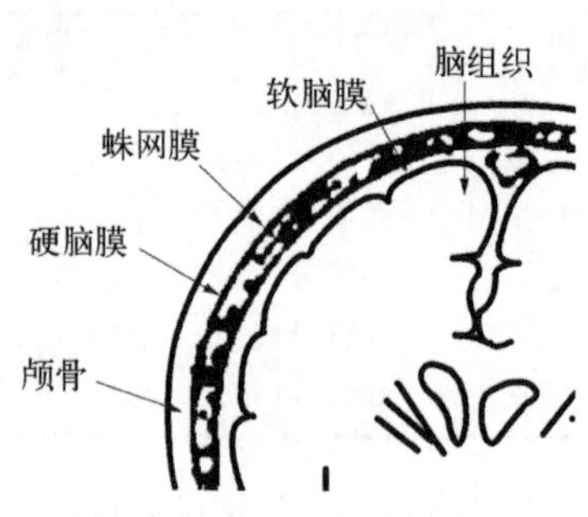

图3–2　脑膜解剖示意图

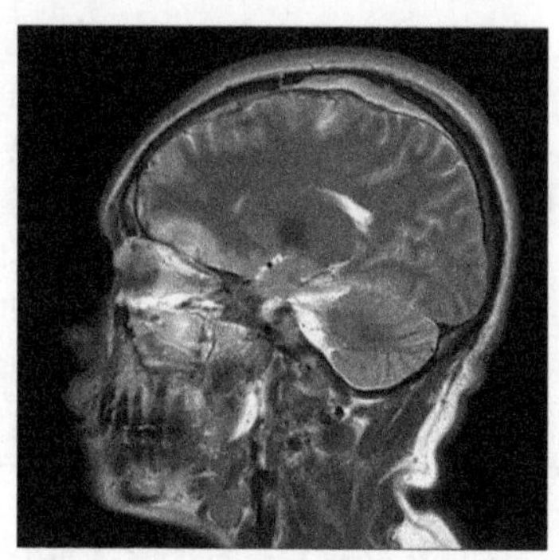

图3–3　顶部颅板下T2WI高信号

5. 硬膜下血肿MRI表现有哪些?

颅内出血积聚于硬脑膜与蛛网膜之间称为硬膜下血肿(见图3–4)，根据血肿形成时间可分为急性、亚急性和慢性。常为减速性头外伤所致，硬膜下血肿常与脑挫裂伤同时存在，由于蛛网膜无张力，与硬脑膜结合不紧密，故血肿范围较广。急性硬膜下血肿的病程短，症状重且迅速恶化，多数为持续性昏迷，且进行性加重，很少有

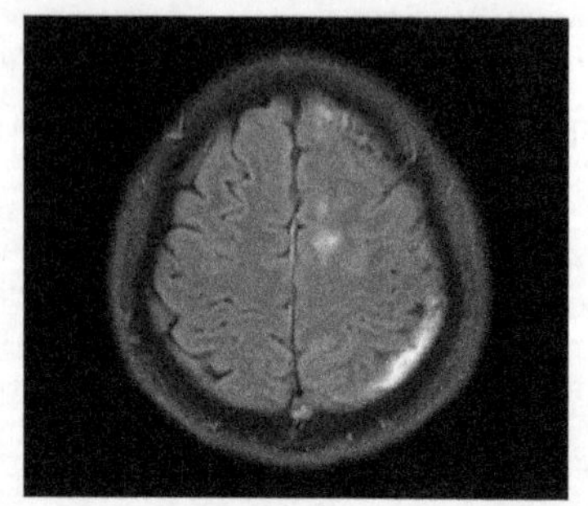

图3–4　左侧顶部硬膜下T2 FLAIR高信号

图示左侧顶部弧形高信号为硬膜下血肿，同时左侧额顶叶显示的小片状高信号为出血水肿

中间清醒期，局灶性体征和颅内压增高症状出现早。MRI表现为颅板下方新月异常信号，血肿信号强度变化与血肿的时间有关（见表3–1）。

6. 蛛网膜下腔出血的MRI表现有哪些？

蛛网膜下腔出血是由于颅内血管破裂，血液进入蛛网膜下腔所致。分为外伤性和自发性，自发性中以颅内动脉瘤、高血压动脉硬化和动静脉畸形最多见。其他导致蛛网膜下腔出血的原因有：① 脑底异常血管网病（moyamoya病）；② 夹层动脉瘤、血管炎、颅内静脉系统血栓形成、结缔组织病、血液病、颅内肿瘤、凝血障碍性疾病、抗凝治疗并发症等。

常见脑池（见图3–5）：一般出血来源处积血较多，但因蛛网膜下腔与脑室系统相通，所以蛛网膜下腔出血时，脑室内亦可同时出现积血。当大脑前动脉破裂，血液多积聚于视交叉池、侧裂前部；大脑中动脉破裂，血液多积聚于一侧的外侧裂附近，亦可向内流；颈内动脉破裂，血液也以大脑外侧裂为多；椎基底动脉破裂血液主要积聚于脚间池和环池。

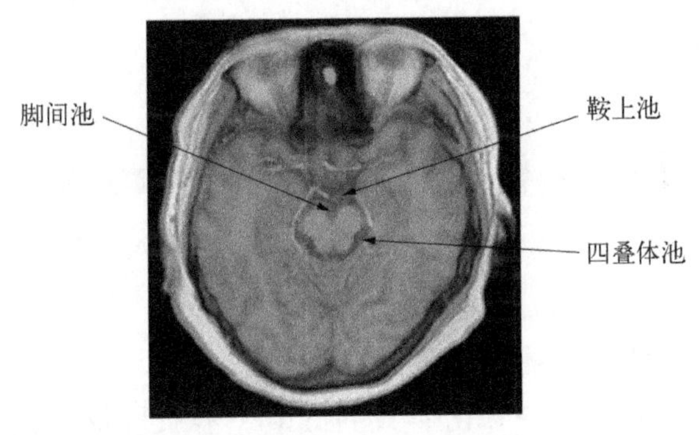

图3–5　常见脑池正常MRI图像

7. 蛛网膜下腔出血均为外伤所引起吗？

MRI表现为脑沟、脑池异常信号影，出血量大时呈铸型（见图3–6）。外伤只是导致蛛网膜出血的小部分原因，更常见导致蛛网膜出

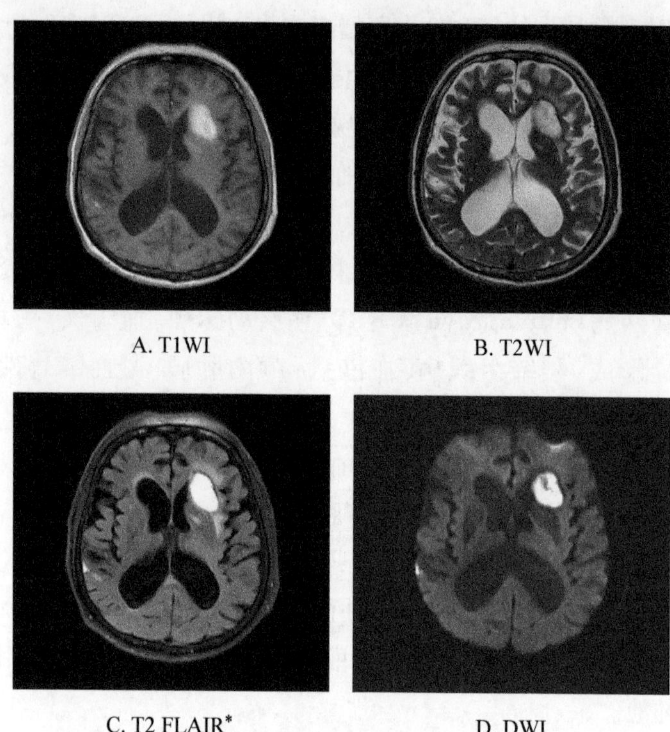

图3-6　蛛网膜下腔出血

该患者右侧外侧裂池见条形高信号影为蛛网膜下腔出血，同时可见左侧基底节区类圆形高信号为血肿，邻近的左侧侧脑室受压变窄

血的原因是颅内动脉瘤。颅内动脉瘤导致蛛网膜出血占蛛网膜出血原因的50%～85%，好发于脑底动脉环的大动脉分支处，以该环的前半部较多见。

8. 脑挫裂伤MRI表现有哪些？

脑挫裂伤是指颅脑外伤所致的脑组织器质性损伤，分脑挫伤和脑裂伤两种。脑挫伤是外伤引起的皮质和深层的散发小出血灶、脑

* 注：FLAIR是fluid attenuated inversion recovery的英文缩写，在脑、脊髓MRI（核磁共振）检查中常用。在T2WI中可抑制脑脊液的高信号，使邻近脑脊液、具有T2WI高信号（白）的病变得以显示清楚。

水肿和脑肿胀；脑裂伤则是脑及软脑膜血管的断裂。两者多同时发生，故称脑挫裂伤。常由于旋转力所致，多发生于着力点及其附近，也可发生于对冲部位，常并发蛛网膜下腔出血（见图3-7）。MRI表现常随脑水肿、出血和脑挫裂伤的程度而异。脑水肿表现为T1WI低信号（黑），T2WI高信号（白）。点片状出血与脑出血信号一致。晚期脑挫裂伤可以不留痕迹，也可以形成软化灶，表现为T1WI低信号（黑），T2WI高信号（白）并伴有相邻部位脑萎缩。

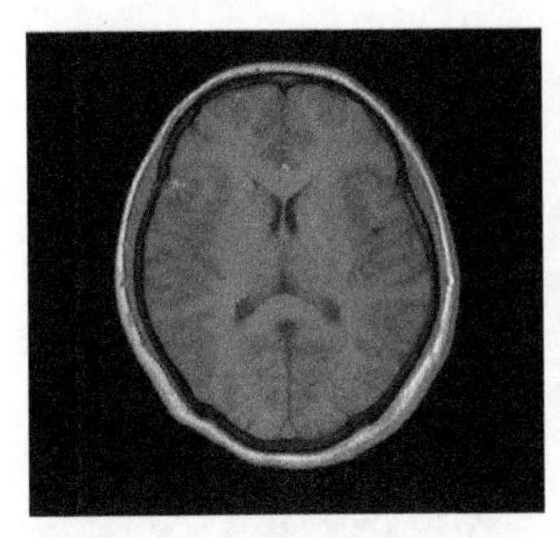

A. T1WI

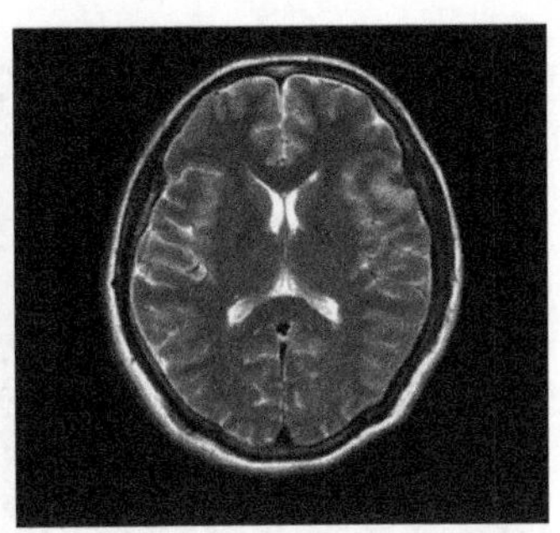

B. T2WI

图3-7　左侧额颞叶脑挫裂伤
该患者同时可见右侧外侧裂池条形高信号为蛛网膜下腔出血

第二节　脑梗死

· 典型病例 ·

患者，章某某，女，74岁。突发左侧肢体不利2小时来院，急诊CT未见明显异常，申请行头颅MRI检查。

· 图像资料 ·

见图3-8。

· 诊断报告 ·

1. 放射学表现　右侧颞顶叶、基底节区（右侧大脑中动脉供血

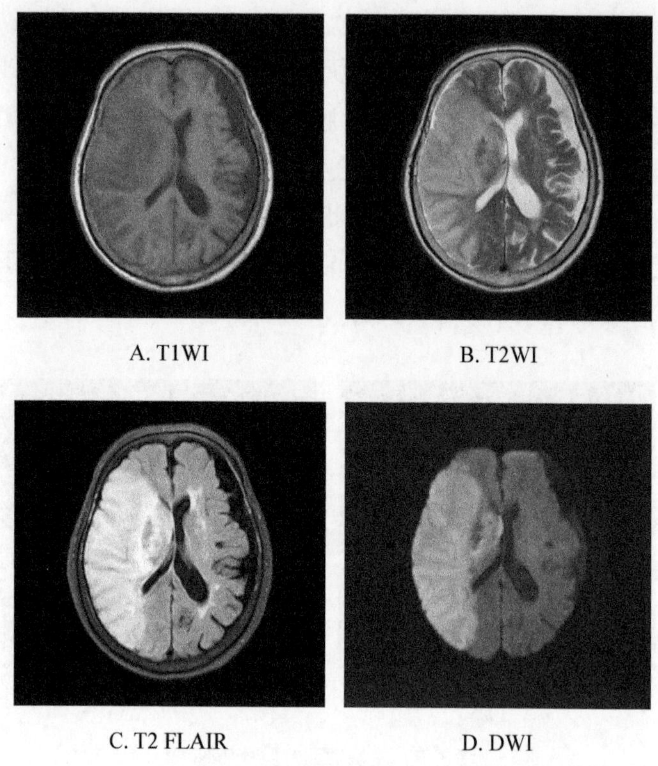

A. T1WI B. T2WI

C. T2 FLAIR D. DWI

图3-8 大脑右侧颞顶叶及基底节区大片新鲜梗死

区）见大片异常信号影，T1WI 呈低信号，T2WI 呈高信号，T2FLAIR 呈高信号，DWI 弥散受限呈高信号，右侧侧脑室受压变窄，中线结构略向左移位。双侧基底节、半卵圆区及双侧大脑皮层下见多发斑点状异常信号影，T1WI 呈低信号，T2WI 呈高信号，T2FLAIR 呈高信号，DWI 弥散未见受限呈低信号。双侧侧脑室旁见对称性 T1WI 低信号、T2WI 高信号影。小脑及脑干未见异常信号。脑室系统、脑池、脑沟增宽。

2. 放射学诊断

（1）右侧颞顶叶及基底节区（右侧大脑中动脉供血区）大片新鲜梗死。

（2）双侧基底节、半卵圆区及双侧大脑皮层下多发腔隙灶。

（3）老年脑，脑白质变性。

· 报告解读 ·

1. “T1WI呈低信号，T2WI呈高信号，T2FLAIR呈高信号，DWI弥散受限” 是急性脑梗塞的信号表现，DWI弥散受限有特征性，只有在急性期的脑梗塞中会出现，对临床特别有意义。

2. “右侧侧脑室受压变窄，中线结构略向左移位” 脑梗死后2～15天为脑水肿高峰期，此时可有占位效应，表现为同侧脑室受压，中线结构移位。小的梗死一般没有明显占位征象。

3. “右侧颞顶叶、基底节区” 指梗死部位。

4. “双侧基底节、半卵圆区及双侧大脑皮层下见多发斑点状异常信号影” 腔隙性梗死，是脑穿支小动脉闭塞引起的深部脑组织较小面积的缺血性坏死。主要病因是高血压和脑动脉硬化，好发部位为基底核区和丘脑区。MRI信号表现同脑梗死，但DWI表现为低信号（黑），水分子未见受限，说明这种梗死已是陈旧性的。

· 知识问答 ·

1. 脑梗死的MRI表现是什么？

脑梗死的MRI和出血一样，也随着时间变化而变化。

由于脑梗死早期（6小时之内），由于细胞毒性水肿，T1WI和T2WI加权上可无变化，仅DWI可发现高信号（白表示水分子弥散受限）；此后发生血管源性水肿、细胞死亡，MRI表现为T1WI低信号（黑），T2WI高信号（白）。

梗死1～7天，水肿进一步加重，占位效应更明显。梗死区仍呈T1WI低信号（黑），T2WI高信号（白）。脑梗死后期，小的病灶可以不显示，主要表现为局灶脑萎缩；大的病灶形成软化灶，MRI表现为T1WI低信号（黑），T2WI高信号（白）。

2. DWI在诊断脑梗死方面与CT检查相比有何优势？

应用DWI对急性脑梗死的早期诊断具有较高价值。脑梗死在24

小时内，CT检查可不被发现，或仅显示模糊的低密度区，而MRI检查在梗死6小时之内，DWI即刻发现高信号（白），并在一定程度上可判断缺血半暗带，该区域脑组织经过积极治疗仍可能挽救。因此，缺血半暗带的界定对临床早期治疗具有较大意义。脑缺血半暗带指急性脑缺血后局部血流量低于正常，但仍存活的脑组织，常位于梗死灶周边的区域，由于血流灌注不足，细胞代谢异常，只能在一定时间内存活，超过组织的血流灌注与时间阈值，该区脑细胞仍将发生梗死。DWI上所显示的异常信号区脑组织将发生梗死。同时显示幕下脑梗死，MRI检查优于CT检查。

3. 发生脑梗死时，除了MRI平扫检查，还需要做什么检查？

脑血管狭窄是造成缺血性脑血管病的一个重要病因和危险因素。脑血管狭窄使得经过脑血管的血液减少，最终脑细胞因缺血而死亡。因此需要做头颅及颈动脉MRA进一步脑血管情况。

脑有两大供血系统（见图3–9），即颈动脉供血系统和椎基底动脉供血系统，各有不同的分工。颈动脉供血系统包括双侧的颈内动脉，主要供血给大脑半球的前2/3，部分间脑，而椎基底动脉供血系统包括双侧的椎动脉及其向上汇合成的基底动脉，主要供血给大脑半球的后1/3（大脑半球的枕叶、颞叶）、小脑、脑干。

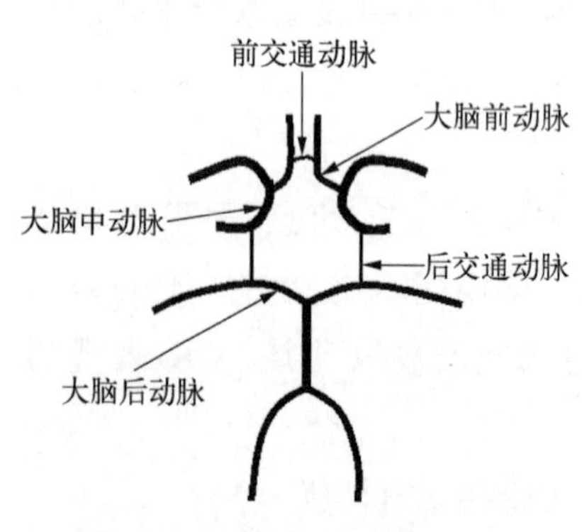

图3–9　正常大脑动脉解剖示意图

脑动脉狭窄所引起的临床表现因狭窄部位而不同，临床颈动脉狭窄可有颈动脉供血不足的先兆，如短暂性脑缺血发作（TIA），视网膜小动脉栓塞或非致残性缺血性卒中，可以出现偏瘫、失语、偏身感觉障碍、单眼黑蒙等症状。椎动脉狭窄有椎–基底动脉供血不足表现如眩晕、视物模糊、复视、双眼黑蒙、共济失调、晕厥等。

MRA可显示血管病变部位、范围、形态学特征等（图3–10）。与CTA相比，MRA还具有以下优势。

（1）方法简单快捷、无创伤、无辐射，可以清晰地显示绝大部分脑血管疾病。

（2）无需注射造影剂，价格低廉。

（3）适应证广泛，尤其是对于碘过敏、年老体弱等不适合CTA、DSA检查者。

（4）可以多次重复检查，可比性强。

（5）可兼顾血管壁本身、管壁内外情况，以及脑实质病变，对伴有血栓的诊断明显优于DSA。

（6）双侧同时显影。

但MRA也不能解决所有问题：例如，在MIP重建过程中丢失部分信号，细小血管结构及病变不能充分显示，可以扩大血管狭窄程度，对于低流速血管不显示，涡流血管显示失真伪影，等等。因此，头颅CTA也不失为一种很好的补充检查方式。

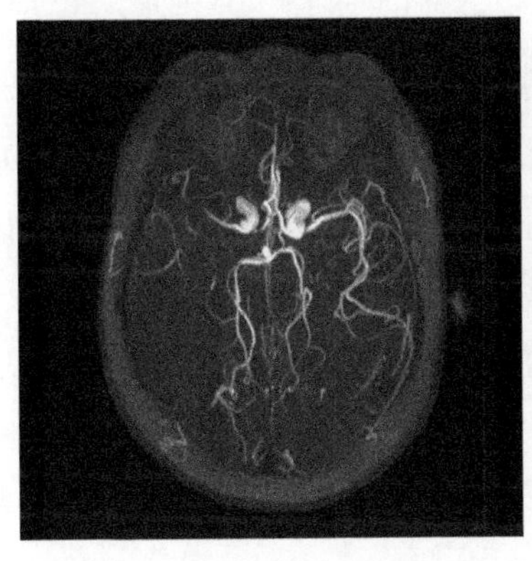

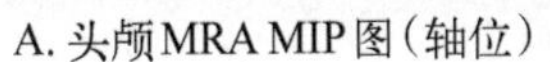

A. 头颅MRA MIP图（轴位）

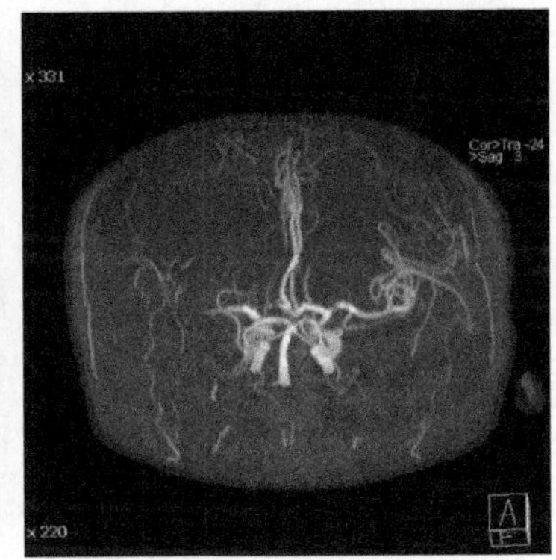

B. 头颅MRA MIP图（冠状位）

图3–10　右侧大脑中动脉水平段闭塞

第三节 脑肿瘤

· **典型病例** ·

患者，李某。时有轻度头痛不适3个月。

· **图像资料** ·

见图3-11。

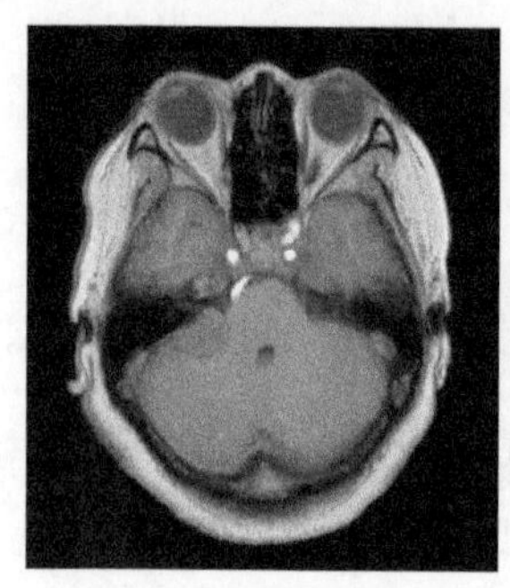

A. T1WI

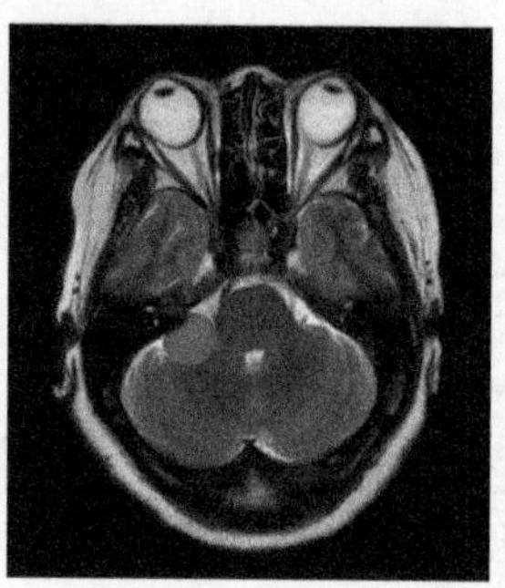

B. T2WI

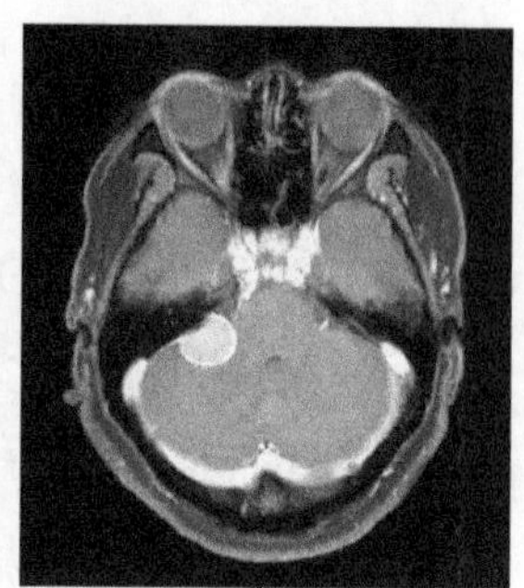

C. T1WI 增强

图3-11 右侧桥小脑角区脑膜瘤

· **诊断报告** ·

1. 放射学表现 右侧桥小脑角区见类圆形异常信号影，大小约2.2 cm × 1.8 cm，T1WI呈略低信号，T2WI呈等稍高信号，病灶宽基底与小脑幕镰相连，增强后病灶明显强化，并可见脑膜尾征。病灶周围蛛网膜下腔增宽；右侧内听道形态规则，未见增宽。

2. 放射学诊断 右侧桥小脑角区占位，考虑脑膜瘤。

· **报告解读** ·

1. “右侧桥小脑角区见类圆形异常信号影” 提示大脑内有异常占位。

2. “T1WI呈略低信号，T2WI呈等稍高信号” 在T1WI图像上，正常小脑表现为等信号（介于黑白之间的灰色），而病变部位表现为略低于正常小脑的信号。T2WI图像上，正常小脑表现为低信号（黑），而病变部位表现为略高于正常小脑的信号。

3. “大小约2.2 cm × 1.8 cm” 指的是肿瘤大小。

4. “病灶宽基底与小脑幕镰相连” 为脑膜瘤特征性表现，多为良性病变。

5. “增强后病灶明显强化，并可见脑膜尾征” 指的是脑肿瘤强化方式。脑膜尾征，脑膜瘤附着处的脑膜受肿瘤细胞侵润，当行MRI增强检查时常有显著增强，且强化程度超过肿瘤本身的强化程度；在相同部位至少一个扫描层面上出现，并表现为肿瘤邻近脑膜增粗，远端变细。

6. “病灶周围蛛网膜下腔增宽” 蛛网膜下腔是位于蛛网膜与软脑膜之间的潜在腔隙，正常情况下，内中容纳脑脊液，当其宽度大于5 mm时，就称为蛛网膜下腔增宽。引起这种在变的原因很多，比如脑发育不良、脑萎缩、外围性脑积水，等等，都可以出现相似表现。

7. “右侧内听道形态规则，未见增宽” 本病例中桥小脑角区脑膜瘤需与听神经瘤相鉴别。听神经瘤位于桥小脑角区，与硬脑膜呈锐角相交，为圆形或分叶状，T1WI多表现为低信号（黑），T2WI多表现为高信号（白），大部分肿瘤伴有一定程度内耳道扩大。

· 知识问答 ·

1. 脑肿瘤有哪些常见的临床症状？

（1）视觉障碍：视力下降、视野缺损、视物模糊，白内障亦常见。

（2）嗅觉丧失（减退）、幻嗅：颞叶肿瘤容易引起。可有情绪、行为、睡眠等改变及幻觉，有的类似功能性精神病。表现为发作性幻嗅（钩回发作）、精神症状发作和复杂部分性发作，统称为颞叶癫痫。也可表现转动性发作或无局限起始的全身性发作。深部病变出现对侧同向上象限视野缺失。

（3）性功能下降：垂体腺瘤。具有内分泌活性的垂体腺瘤过多产生垂体激素，引起相应的临床症状和血液中有关激素浓度的增高泌乳素腺瘤最为常见，引起溢乳和性功能减退（闭经、不育、阳痿）。

（4）单侧听力障碍：听神经鞘瘤最为常见。常以一侧耳鸣起病，伴进行性听力减退或眩晕。以后可陆续出现同侧三叉神经、面神经的部分麻痹和小脑及锥体束受损的症状。

2. 什么是脑膜瘤？

脑膜瘤是起源于脑膜及脑膜间隙的衍生物，发病率占颅内肿瘤的19.2%，居第2位，脑膜瘤属于良性肿瘤，生长慢，病程长。因肿瘤呈膨胀性生长，患者往往以头疼和癫痫为首发症状。根据肿瘤位置不同，还可以出现视力、视野、嗅觉或听觉障碍及肢体运动障碍等。在老年人，尤以癫痫发作为首发症状多见。颅压增高症状多不明显。临近颅骨的脑膜瘤常可造成骨质的变化。

3. 得了脑膜瘤为什么要做MRI检查？

MRI平扫及增强检查是颅脑肿瘤首选的检查方式，他能明确肿瘤的位置、肿瘤累及范围并帮助判断肿瘤的性质。有助于临床确定治疗方案。脑膜瘤一般为良性肿瘤，MRI检查主要被用于肿瘤的随访观察。当肿瘤发生侵袭性改变，如报告中出现“肿瘤包膜不完整”“强化不均匀”及“转移”时，应高度警惕，及时向神经外科医师咨询，是否要改变治疗的方式。

4. 除了脑膜瘤颅内常见肿瘤有什么？

颅内最常见的肿瘤是胶质瘤，胶质瘤是一类肿瘤的合称，种类繁多，以下有专节描述。其他如神经鞘瘤、垂体瘤、转移瘤都是非常常见的颅脑肿瘤。

5. 什么是胶质瘤？

胶质瘤是发生于神经外胚层的肿瘤，起源于神经间质细胞，包括神经胶质、室管膜、脉络丛上皮和神经元。因此种类繁多，以星形细胞瘤最多，其次为胶质母细胞瘤，其后依次为髓母细胞瘤、室管膜瘤、少枝胶质瘤等。

各型胶质瘤的好发部位不同，如星形细胞瘤，成人多见于大脑半球，儿童则多发在小脑；胶质母细胞瘤几乎均发生于大脑半球；髓母细胞瘤发生于小脑蚓部；室管膜瘤多见于第4脑室等。

胶质瘤的部位与年龄也有一定关系，如大脑星形细胞瘤和胶质母细胞瘤多见于成人，小脑胶质瘤（星形细胞瘤、髓母细胞瘤、室管膜瘤）多见于儿童。胶质瘤大多缓慢发病，恶性程度高，后颅窝肿瘤病史较短，若肿瘤有出血或囊变，症状会突然加重，甚至有类似脑血管病的发病过程。

胶质瘤的临床症状可分两方面，一是颅内压增高症状，如头痛、呕吐等；另一是肿瘤压迫、浸润、破坏脑组织所产生的局灶症状，早期可表现为刺激症状如局限性癫痫，后期表现为神经功能缺失症状如瘫痪。

6. 胶质瘤的MRI表现有哪些？

不同胶质瘤MRI表现各不相同，但主要表现为T1WI低信号（黑）、T2WI高信号（白），肿瘤的信号可不均匀，与病灶内是否存在坏死、出血、囊变、钙化有关。出血会使得T1WI呈高信号。MRI增强检查，恶性度低的肿瘤多无增强；恶性度高的肿瘤多有增强，其表现多种多样。肿瘤周围水肿呈T1WI为低信号（黑）、T2WI为高信号（白）。水肿带与肿瘤边缘有时不能区别（见图3–12）。

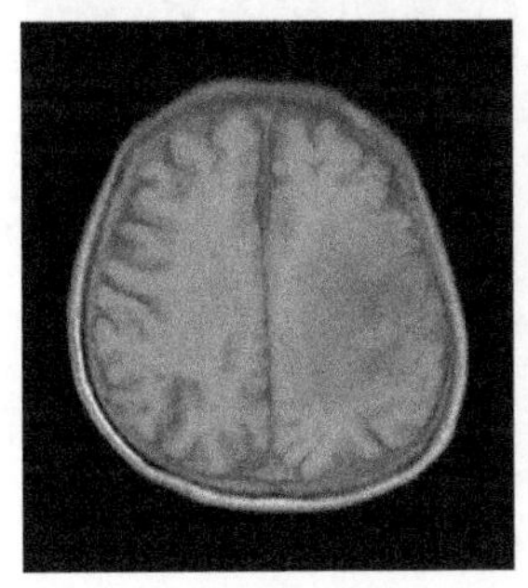

A. T1WI轴位

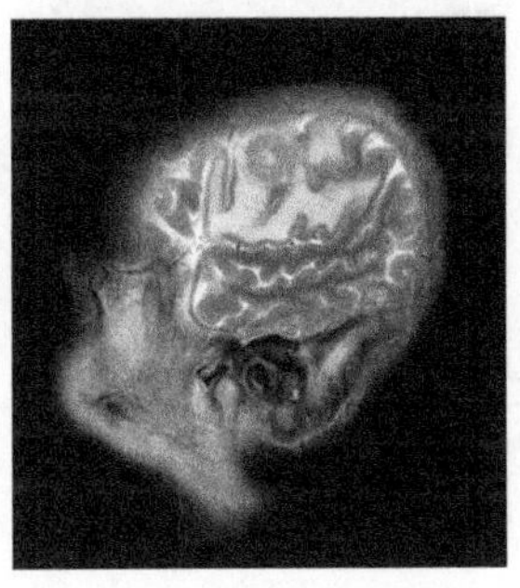

B. T2WI矢状位

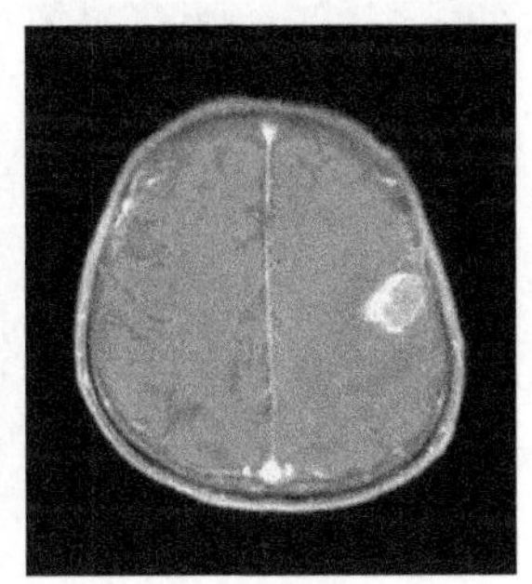

C. T1WI轴位增强

图3–12　左侧顶叶胶质瘤伴水肿

MRI表现在一定程度上提示肿瘤的恶性程度。恶性程度低的星形细胞瘤边界清楚，信号均匀或呈混合信号，占位征象轻，一般无出血。恶性程度高的肿瘤边界模糊，信号不均匀，常伴有坏死囊变，有中、重度水肿，占位征象明显，肿瘤出血多见，常可见到肿瘤内含铁血黄素沉积。间变性星形细胞瘤的MRI表现介于两者之间。

7. 什么是听神经瘤?

听神经瘤是一种听神经鞘的肿瘤，一般情况下都是良性的。多见于成年人，发病高峰在30～50岁。以桥小脑角综合征和颅内压增高征为主要临床表现。耳鸣、听力下降是其早期症状，此时做MRI平扫检查，可以筛查症状是否有听神经瘤所引起。到了后期肿瘤压迫三叉神经、面神经、小脑等部位，会产生相应的临床症状，此时做MRI检查可以明确肿瘤范围，为手术方式及手术切除范围提供帮助。

8. 听神经瘤的MRI表现有哪些?

听神经瘤位于桥小脑角区，呈T1WI多表现为低信号（黑）、T2WI多表现为高信号（白），常有囊变。大部分肿瘤伴有一定程度内耳道扩大，在T2WI图像上可清楚显示。行Gd-DTPA增强检查，肿瘤实性部分明显增强，囊变部分无强化，肿瘤周围水肿轻。肿瘤可压迫脑干及小脑，使其变形移位；压迫第四脑室，使其变形闭塞，形成阻塞性脑积水。

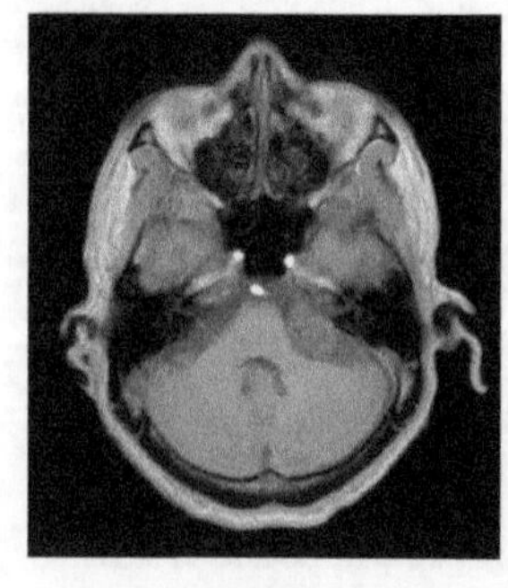

A. T1WI

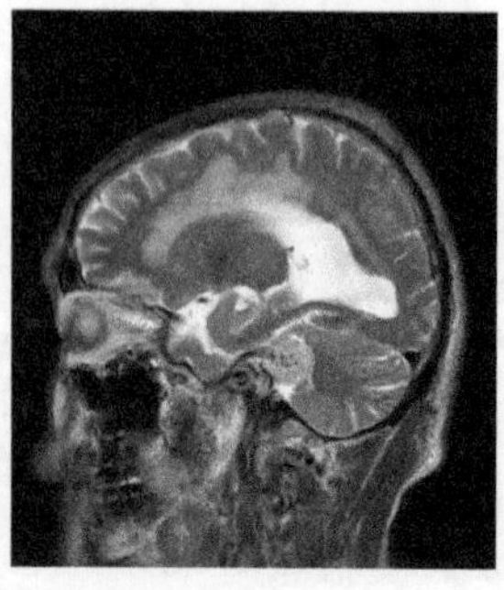

B. T2WI矢状位

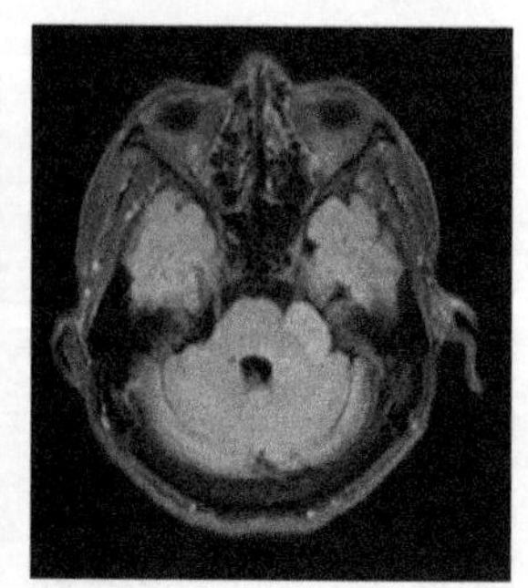

C. T2 FLAIR

图3-13　左侧桥小脑角区听神经瘤

9. 什么是垂体瘤?

垂体瘤是一组从垂体前叶和后叶及颅咽管上皮残余细胞发生的肿瘤。临床上有明显症状者约占颅内肿瘤的10%。男性略多于女性,垂体瘤可以按照肿瘤的大小和激素分泌的功能不同来分类。根据肿瘤大小的不同,垂体瘤分为垂体微腺瘤(肿瘤的直径小于1cm)和垂体腺瘤(肿瘤直径大于等于1 cm)。根据分泌激素的不同,又可以分为激素分泌性垂体瘤和无功能腺瘤。

激素分泌性垂体瘤的有以下4种类型:

(1) 泌乳素分泌型垂体瘤:多数为女性患者,主要表现为闭经、泌乳、不育。男性患者主要表现为男性性功能降低,如性欲下降、阳痿和不育。

(2) 生长激素分泌型垂体瘤:主要表现为巨人症、面容改变、手足粗大(穿鞋子尺码增加)、多汗、骨关节病变、腕管综合征、手足指(趾)软组织及关节的肿胀、血压升高、血糖升高、冠心病以及甲状腺、结肠的肿瘤,等等。

(3) 促肾上腺皮质激素(ACTH)分泌型垂体瘤:主要表现为向心性肥胖、满月脸、痤疮、多毛、紫纹(身上紫红色的皮纹)。

(4) 促甲状腺激素(TSH)分泌型垂体瘤:主要表现为高代谢的症状,如怕热、多汗、体重下降、心慌房颤等。

10. 垂体瘤的MRI表现有哪些?

(1) 垂体微腺瘤,T1WI呈低信号(黑),伴出血时为高信号(白)。泌乳素分泌型垂体瘤边界清楚,生长激素分泌型垂体瘤和促肾上腺皮质激素分泌型垂体瘤边界多不清楚。T2WI呈高信号或等信号。垂体高度增加,上缘膨隆,垂体柄偏斜或不偏斜。MRI增强检查后,肿瘤信号早期低于垂体,后期高于垂体。

(2) 垂体大腺瘤,T1WI和T2WI显示鞍内肿瘤向鞍上生长,信号强度与脑灰质相似或略低(见图3-14)。垂体多被完全破坏而不能显示。肿瘤出现坏死囊变,T1WI信号略高于脑脊液;肿瘤出血,T1WI

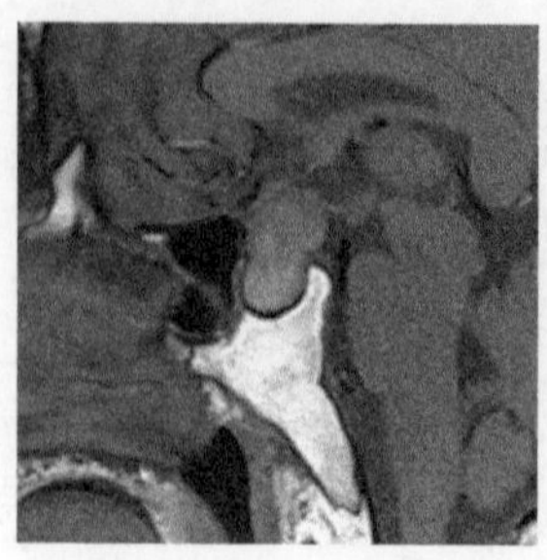
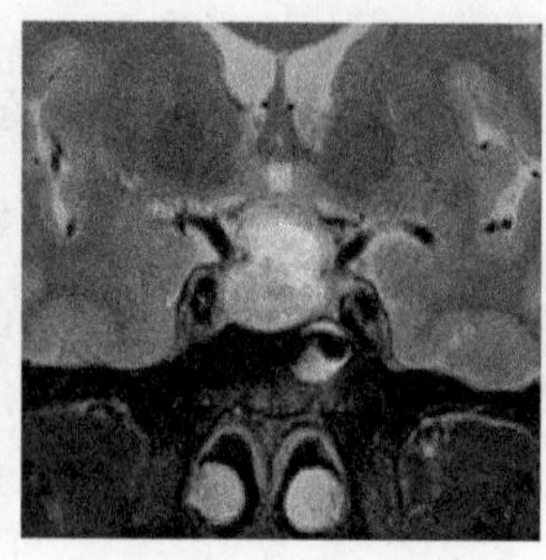
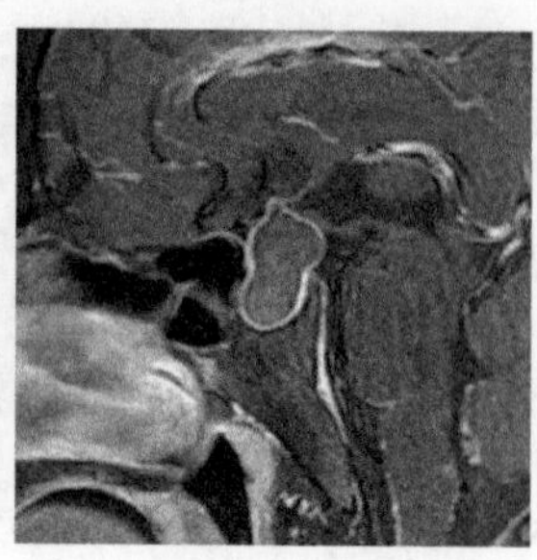

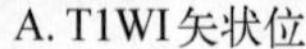
A. T1WI矢状位　　B. T2WI冠状位　　C. T1WI矢状位增强

图3-14　垂体瘤

为高信号(白)。肿瘤向鞍上生长,冠状面呈葫芦状,是因鞍隔束缚肿瘤之故。鞍上池亦可受压变形、闭塞。

11. 什么是脑转移瘤? 其MRI表现是什么?

脑内转移瘤是一种身体其他部位的恶性肿瘤转移到颅内的一种肿瘤。以肺癌最为常见。其他常见的肿瘤包括泌尿生殖系肿瘤及消化道肿瘤等。

转移瘤在T1WI为低信号(黑),T2WI为高信号(白)。瘤周围水肿大,占位效应明显,具有典型的"小肿瘤,大水肿"表现(见图3-15)。注射Gd-DTPA后,肿瘤有明显强化。T2WI肿瘤表现为低信号或等信号,多半是结肠癌、骨肉瘤、黑色素瘤。有出血的转移瘤,提示来自黑色素瘤、绒癌、甲状腺癌和肺癌等。

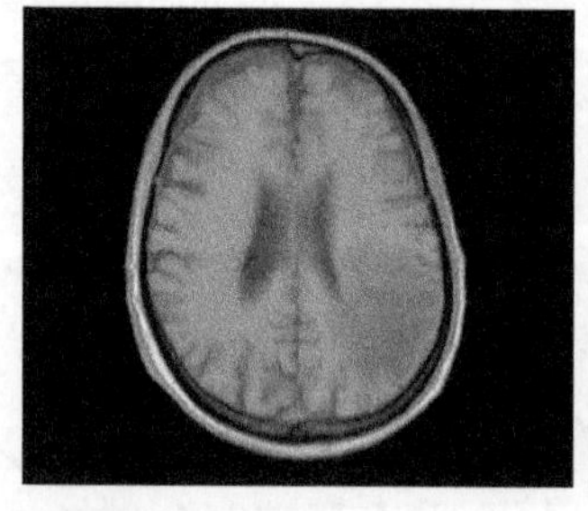
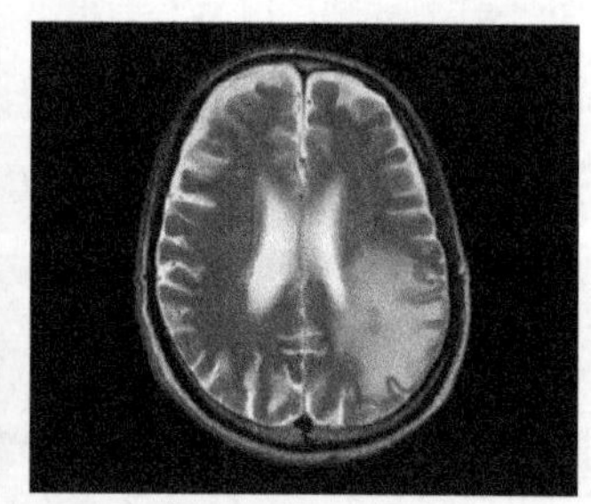

A. T1WI　　B. T2WI

图3-15　左侧顶叶转移瘤

腹部 MRI 检查

第一节　原发性肝细胞肝癌

· 典型病例 ·

患者，薛某某，男，48岁。右上腹胀痛不适1月，乙肝史10余年。

· 图像资料 ·

见图3–16～图3–20。

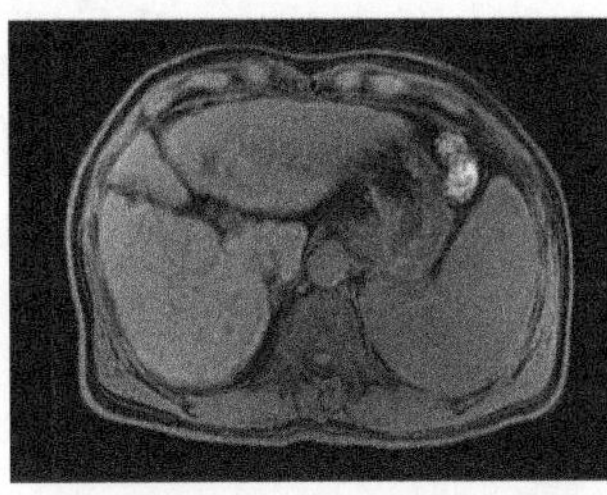

图3–16　T1WI 平扫

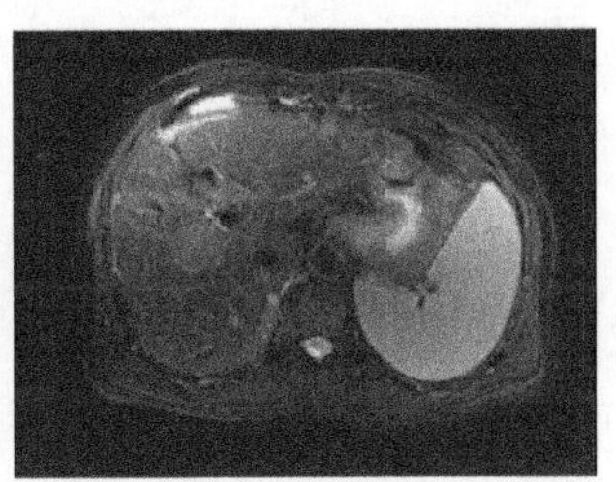

图3–17　T2WI 平扫

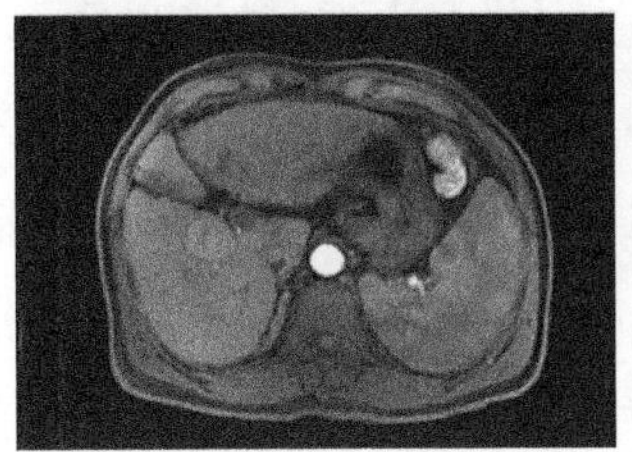

图3–18　T1WI 增强动脉期

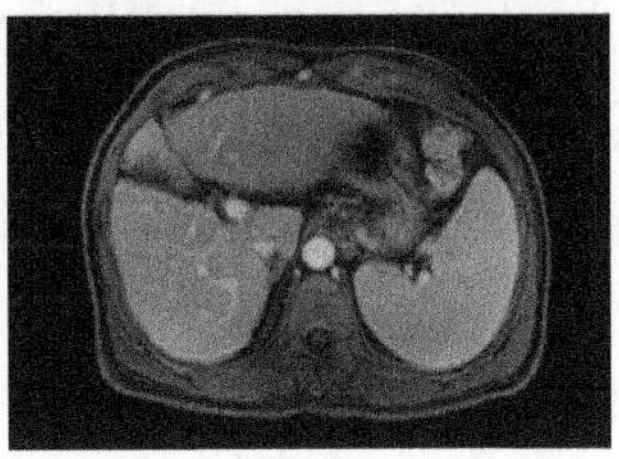

图3–19　T2WI 增强实质期

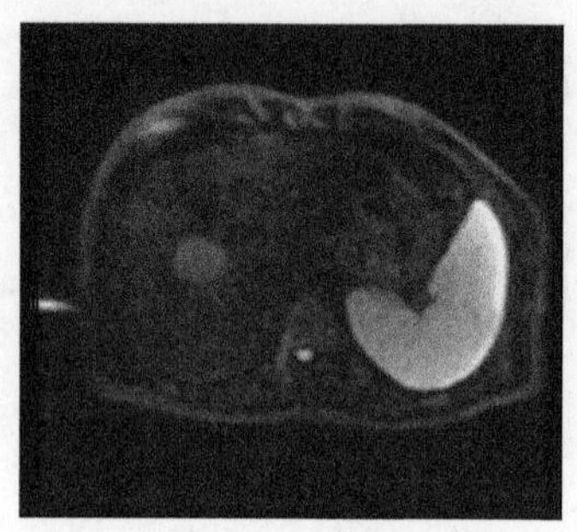

图3-20　DWI弥散图像

· **诊断报告** ·

1. 放射学表现　肝脏形态不规则，边缘不光整。肝右前叶见类圆形异常信号结节影，大小约2.9 cm × 2.5 cm，TIWI等低信号、T2WI稍高信号，DWI弥散略受限，增强后动脉期明显强化，延迟后呈低信号，假包膜强化明显。脾脏增大。

2. 放射学诊断　肝硬化、脾肿大；肝右前叶原发性肝细胞肝癌（HCC）。

· **报告解读** ·

1. “肝脏形态不规则，边缘不光整”　表示该患者肝脏有肝硬化的表现。提示患者肝脏本身就不是很好，在这样的病理基础上，肝脏更容易发生癌变。

2. “肝右前叶见类圆形异常信号结节影，大小约2.9 cm ×2.5 cm”描述了病灶的位置、形态和大小。

3. “TIWI等低信号、T2WI稍高信号，DWI弥散略受限”　描述了病灶的信号特点。由于肿瘤内部不同程度纤维化、脂肪变、坏死及出血等，在T1WI及T2WI信号表现多种多样；T1WI可表现为略低或低等信号，T2WI可表现为略高或等信号。

4. “增强后动脉期明显强化，延迟后呈低信号，假包膜强化明”描述了病灶强化特点，这是诊断原发性肝癌最重要的影像学依据。因为原发性肝癌往往呈“快进快出”的增强表现，动脉期明显强化，门脉期及延迟扫描病变造影剂消退，延迟扫描病变呈低信号。

5.“假包膜强化明显”　也是原发性肝癌的特点之一。假包膜见于27%～42%的肝癌患者，在T1WI表现为肿瘤周边有窄的低信号带，增强检查延迟期见强化假包膜影。

· 知识问答 ·

1. 检查发现甲胎蛋白（AFP）升高，就是肝癌吗？

甲胎蛋白在妊娠、畸胎瘤等情况下也可以出现异常升高。如果甲胎蛋白轻度升高，也不必过度紧张，还需要进行影像学检查或定期复查。如果伴有肝癌高危因素，需要每三个月检查一次。

2. 肝占位、肝肿瘤、肝癌都是指肝癌吗？

所谓肝占位性病变是指在正常肝脏的信号基础上，肝实质内出现的异常信号，可以是恶性肿瘤，如原发性肝癌、转移性肝癌；也可以是良性肿瘤，如肝血管瘤、肝腺瘤。肝肿瘤是指发生在肝脏部位的肿瘤病变。包括良性和恶性。所以肝占位和肝肿物表示有肝癌的可能，但范围更大。还需结合其他检查判断，MRI增强检查对于病变的诊断非常有价值。

3. 什么是肝癌的高危因素？

年龄大于35岁者、感染乙肝丙肝者、有肝癌家族史者、过度饮酒者等需要定期随访查甲胎蛋白、AFP，若有异常MRI和CT增强检查是非常可靠的，可以做到明确诊断和及早发现肿瘤。

第二节　肝转移瘤

· 典型病例 ·

患者，贾某某，男，57岁。结肠癌术后1年，肝区胀痛不适2周。

· 图像资料 ·

见图3–21～图3–24。

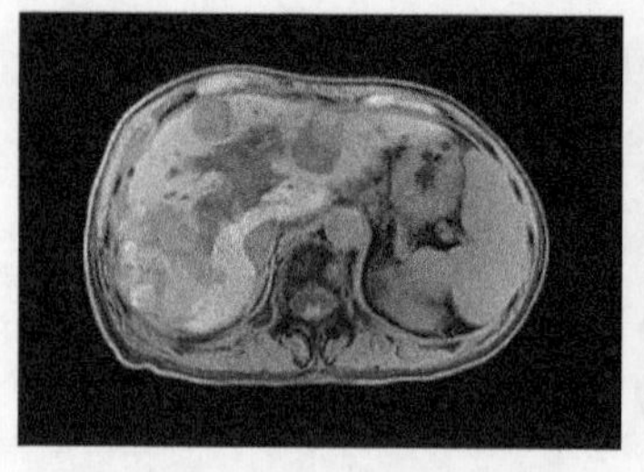
图3-21 T1WI 平扫

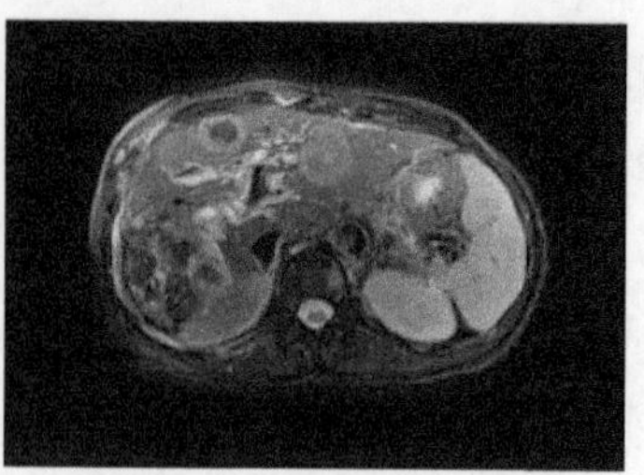
图3-22 T2WI 平扫

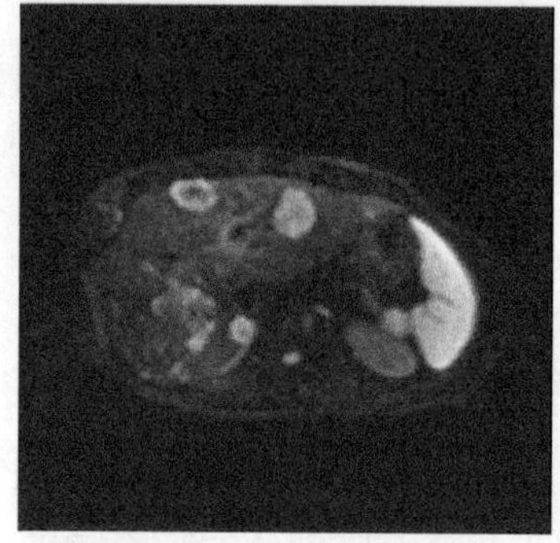
图3-23 DWI 弥散

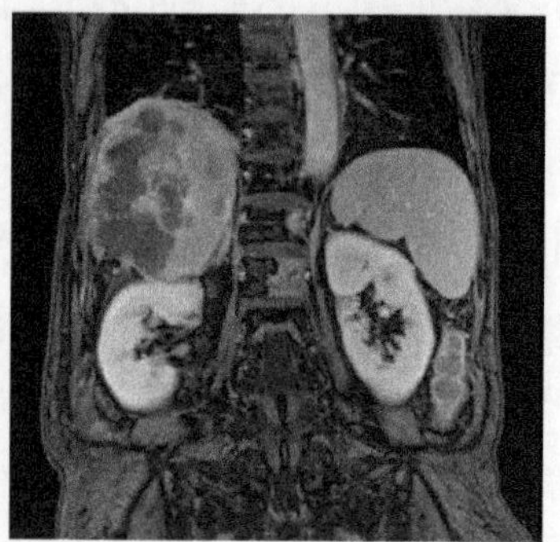
图3-24 TIWI 增强(冠状位)

·诊断报告·

1. 放射学表现 肝内左右叶见多发性大小不等的圆形结节影,T1WI呈低信号影,T2WI呈稍高信号,DWI明显受限,呈高信号。增强后病灶呈不均匀强化表现。

2. 放射学诊断 肝多发占位,考虑多发转移瘤。

·报告解读·

1.“肝内左右叶见多发性大小不等的圆形结节影” 提示了病灶发生在肝脏的具体位置、数量及形态特点。多发结节往往是转移性肿瘤的特点。

2.“T1WI呈低信号影,T2WI呈稍高信号,DWI明显受限,呈高信号” 提示了病灶的影像特点。

3.“增强后病灶呈不均匀强化表现” 提示了病灶的血供特点。

不均匀强化表明该病灶有一定的血供,同时伴有肿瘤组织坏死。

4."肝多发占位,考虑多发转移瘤"　是诊断结论,特别是已经有恶性肿瘤病史的患者,诊断为转移瘤的准确性非常高。

·知识问答·

1. 为什么容易发生肝转移?

人体内任何部位的恶性肿瘤均可经门静脉、肝动脉或淋巴途径转移到肝脏。如肺、乳腺胃肠道、胰腺、肾、卵巢等部位癌或其他恶性肿瘤均可转移到肝脏。其中以胃肠道和胰腺癌最为常见。

2. 肝转移瘤做了消融手术为什么还要复查?

MRI检查对于病灶的检出和肿瘤的活性有比较可靠的指导价值,对于术后效果的评估也是非常有价值,因此术后2月左右的复查是非常有必要的。

第三节　血管瘤

·典型病例·

患者,林某某,女,36岁。体检B超发现肝脏占位5天。

·图像资料·

见图3-25～图3-28。

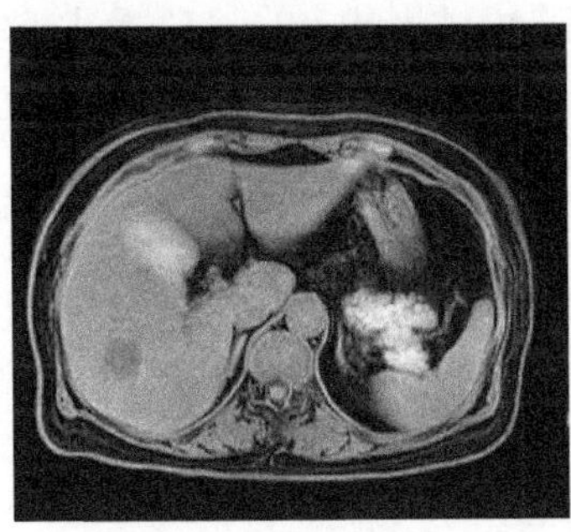

图3-25　T1WI 平扫

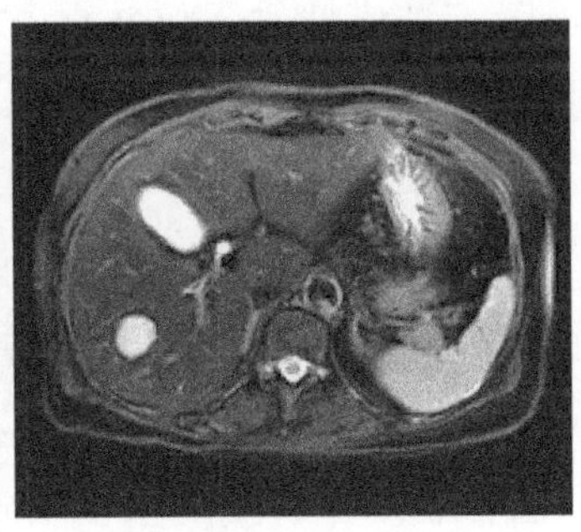

图3-26　T2WI 平扫

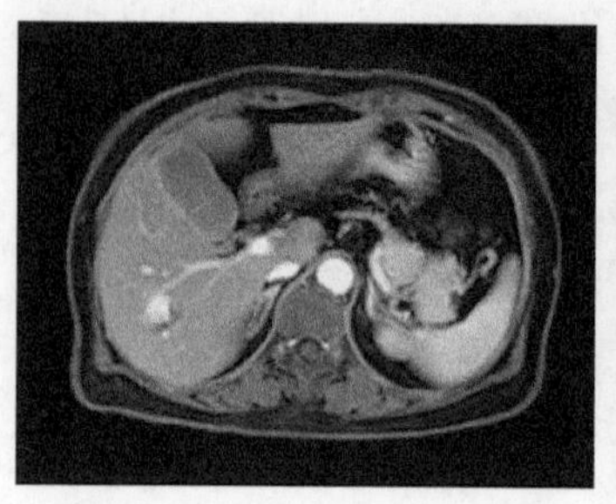

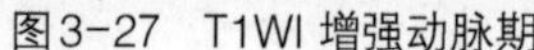

图3-27 T1WI 增强动脉期

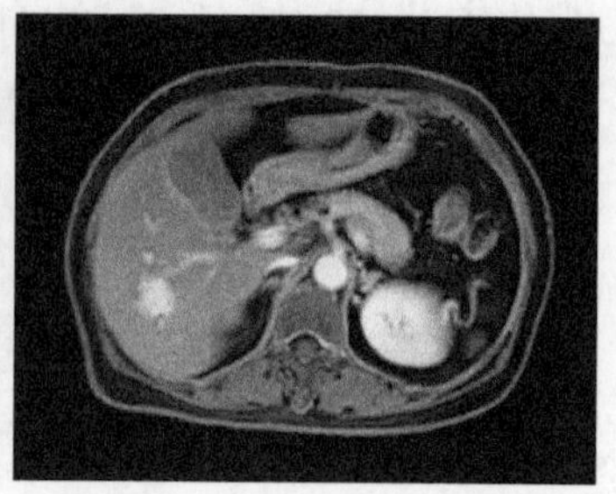

图3-28 T1WI 增强实质期

· 诊断报告 ·

1. 放射学表现　肝脏大小、形态未见异常。肝右后叶见一枚类圆形异常信号影，边缘清晰，大小约2.8 cm × 2.3 cm，T1WI表现为均匀低信号，T2WI病灶呈亮白高信号。增强扫描病灶呈结节样强化，逐渐中心填充，直至呈均匀强化。

2. 放射学诊断　肝右后叶血管瘤。

· 报告解读 ·

1. "T1WI表现为均匀低信号，T2WI病灶呈亮白高信号"　描述了病灶的信号特点，这是海绵状血管瘤的特征表现。海绵状血管瘤通常由扩张的血窦组成，为肝脏最为常见的良性肿瘤，在T1WI上呈稍低信号，T2WI上呈亮白高信号，称为"灯泡征"。

2. "增强扫描病灶呈结节样强化，逐渐中心填充，直至呈均匀强化"　提示了该病灶的强化特点，为"快进慢出"的强化模式，这与肝癌的强化模式明显不同。

· 知识问答 ·

1. 血管瘤是恶性肿瘤吗？

血管瘤是肝脏最常见的良性肿瘤，与先天血管发育异常有关，可见于任何年龄，尤以成年女性多见。

2. 血管瘤为什么要做MRI增强检查？

血管瘤T2WI上呈高信号，称为"灯泡征"，但是有时肝脏其他病变也可以有这样的表现。为了准确鉴别诊断起见，MRI增强检查是必要的。因为血管瘤增强还有一个重要表现，那就是“快进慢出”的特点，即动脉期周边强化，与血管信号相近，随着时间延长强化逐渐向中心扩张，直至全瘤充填，借此特点可与其他病变鉴别。

3. 血管瘤会发生恶变吗？

目前没有血管瘤恶变的报道，但应随访复查。

4. 血管瘤需要治疗甚至手术吗？

肿瘤直径小于5 cm，一般不需要手术，定期随访复查即可。大于5 cm，可以根据具体情况考虑手术治疗。一般是血管瘤切除或肝叶切除，也有介入手术行肿瘤动脉栓塞。

第四节　肝脓肿

· 典型病例 ·

患者，李某某，男，59岁。发热10天，伴右上腹胀痛1周。

· 图像资料 ·

见图3-29～图3-34。

· 诊断报告 ·

1. 放射学表现　肝左内叶及右前叶交界区见团块状异常信号影，大小约7.3 cm × 7.1 cm，T1WI呈等低混杂信号，T2WI呈高信号，其

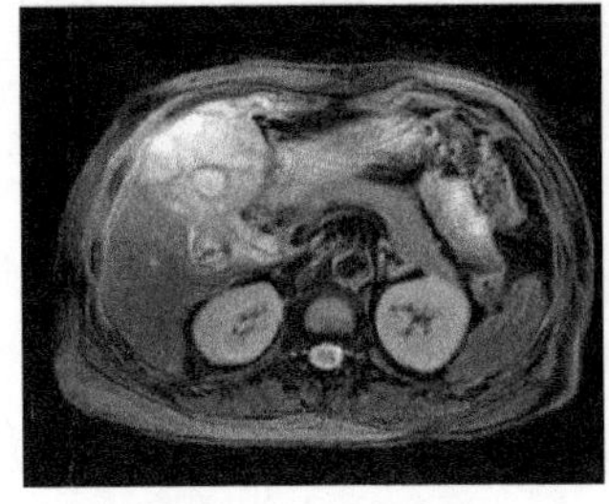

图3-29　T1WI 平扫

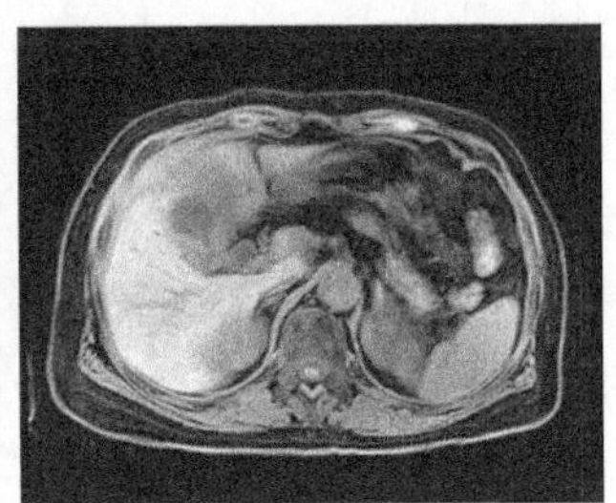

图3-30　T2WI 平扫

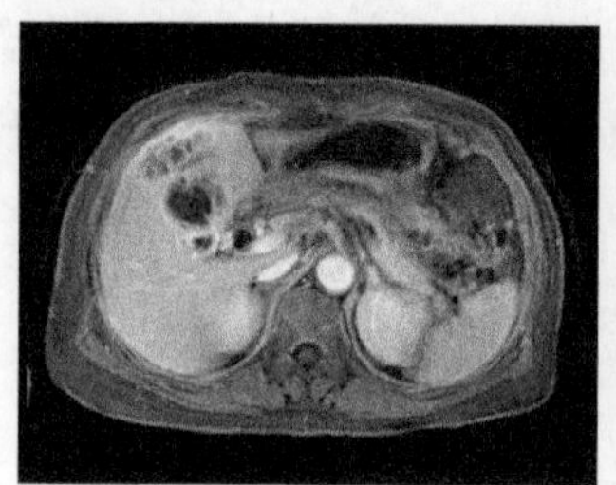
图3-31 T1WI 增强动脉期

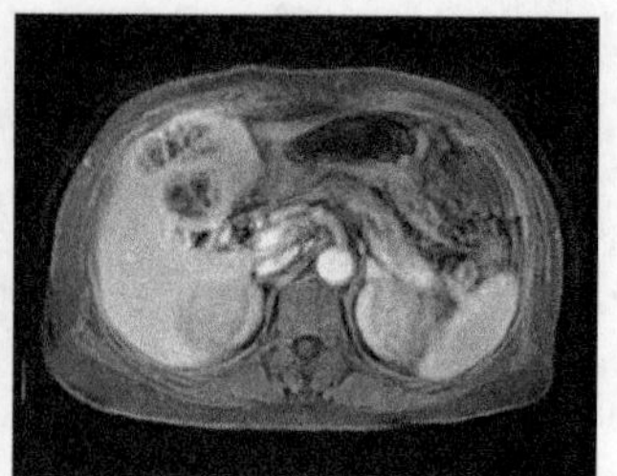
图3-32 T1WI 增强实质期

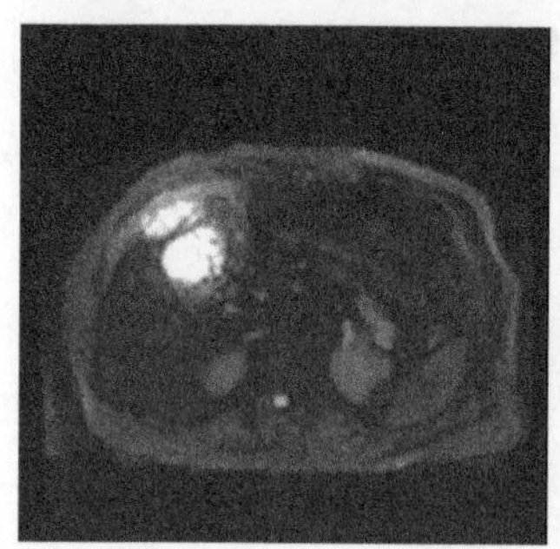
图3-33 DWI 弥散

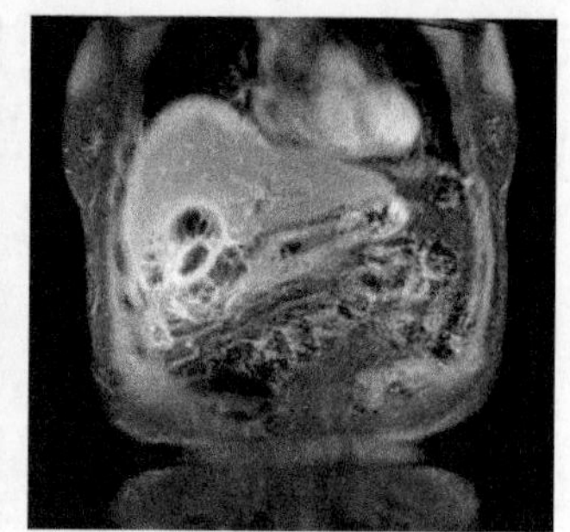
图3-34 T1WI 增强(冠状位)

内可见等信号分隔影,DWI病灶明显受限呈高信号;增强后病灶壁及分隔明显强化,其内囊性部分强化不明显,病灶周围间隙模糊。

2. 放射学诊断 肝左内叶及右前叶交界区肝脓肿。

·报告解读·

1. “肝左内叶及右前叶交界区” 提示病灶的具体位置。肝脏分为右半肝、左半肝,五个叶(右前叶、右后叶、左内叶、左外叶与尾状叶)。

2. “T1WI呈等低混杂信号,T2WI呈高信号,其内可见等信号分隔影” 是病灶的影像特点,说明脓肿有多种成分,有炎性渗出物、坏死组织、肉芽肿等。

3. “DWI病灶明显受限呈高信号” 反映了水分子活动受限的情况,炎症、肿瘤等都可有受限改变,没有特异性。

4.“增强后病灶壁及分隔明显强化，其内囊性部分强化不明显，病灶周围间隙模糊” 指脓肿中间部分液化坏死，没有强化。脓肿壁是炎性肉芽肿及脓肿分隔，有明显血液供应，周围是炎性渗出。

·知识问答·

1. 肝脓肿有哪些常见症状？

（1）高热、寒战、食欲不振、恶心呕吐、多汗、乏力等是常见症状。

（2）右上腹持续性胀痛，常有右肩背部牵涉痛或放射痛。

（3）实验室检查：白细胞计数、中性粒细胞比例增高，血红蛋白常降低，肝功能可出现异常。

2. 肝脓肿MRI检查有什么优势？

肝脓肿早期因水肿存在，在T1WI上表现为边界不清的低信号区，而在T2WI上信号增高。当脓肿形成后，病灶中心区在T1WI上呈低信号，脓肿壁系炎症肉芽结缔组织，其信号强度也较低，脓肿壁周围的肝组织由于炎症水肿而形成稍低于脓肿壁的环状信号。在T2WI上，脓肿和水肿的组织信号强度增高明显，在其间存在稍低信号强度的环状脓肿壁。因此，在肝脓肿的早期诊断及对脓肿形成的敏感度上均优于CT检查，打个比方，就像望远镜，如果CT检查是7个放大倍率，那MRI检查就是10个放大倍率（高倍率），能够更早且清楚地发现目标。

3. 肝脓肿和肝囊肿在影像表现上主要有什么区别？

影像上两者均是有“囊”的病灶，肝囊肿是呈均匀的T1WI低信号、T2WI高信号病灶，境界清楚，增强后没有强化，反观肝脓肿则是同心环改变及花环样强化的病灶，前者就如同项圈，而后者则像花环。

第五节 脂肪肝

·典型病例·

患者，张某某，男，36岁。肝区不适伴腹胀1年。

· 图像资料 ·

见图3–35、图3–36。

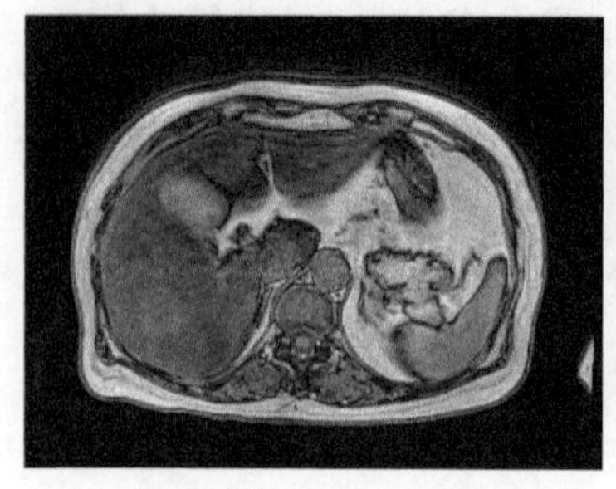

图3–35　T1WI 平扫

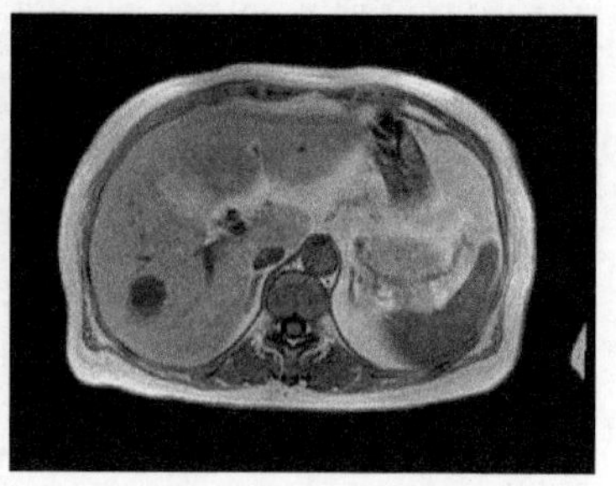

图3–36　T2WI 平扫

· 诊断报告 ·

1. 放射学表现　T1WI 上正常肝脏信号即呈中等信号，高于脾脏。T1WI 同相位表现为稍高或等信号，反相位或加压脂 T1WI 呈低信号。

2. 放射学诊断　脂肪肝。

· 报告解读 ·

"T1WI 同相位表现为稍高或等信号，反相位或加压脂 T1WI 呈低信号" 是脂肪肝的典型表现。脂肪肝在化学位移同相位像上表现为信号高于脾脏，反相位像上表现为信号明显下降，与脾脏信号相近，即脂肪肝的含脂病变部分在反相位像上比同相位像上的信号有明显下降。

· 知识问答 ·

1. MRI 检查能诊断脂肪肝的程度吗？

能，目前有两种方法，但技术均比较先进和复杂。其一是磁共振氢波谱的方法，通过测量人体内含氢最多的水峰和脂峰，用二者比值来直接反映活体肝脏的脂肪含量；其二是化学位移法，通过同反相位后肝脏信号降低率来反映脂肪肝病变程度。

2. 脂肪肝需要做 MRI 增强检查吗？

一般情况下 MRI 平扫检查即可，但是局灶性肝脂肪浸润需与含脂质性肿瘤或肿瘤样病变鉴别，脂肪肝在MRI增强检查时为正常肝实质强化模式，与肿瘤明显不同。因此MRI增强检查有时是有必要的。

第六节　胰腺导管内乳头状黏液肿瘤

· 典型病例 ·

患者，李某某，男，62岁。反复上腹痛、乏力、纳差3月，加重1周。

· 图像资料 ·

见图3–37～图3–40。

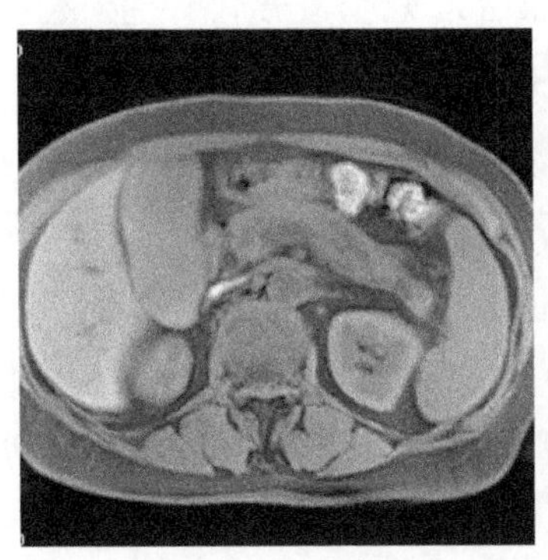

图3-37　T1WI

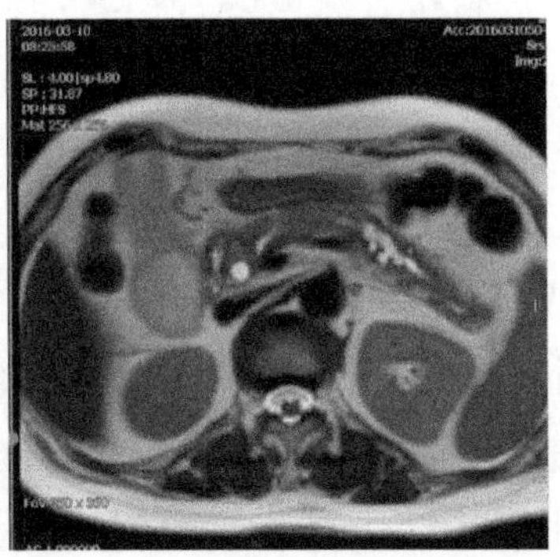

图3-38　T2W

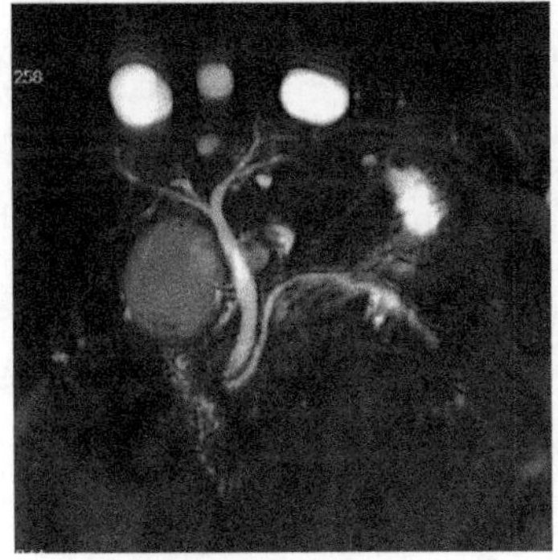

图3-39　MRCP

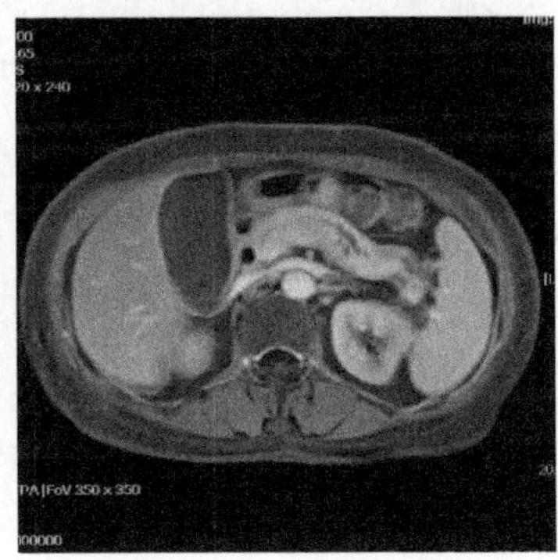

图3-40　T1WI增强

· 诊断报告 ·

1. 放射学表现　胰尾部见多发大小不一T1WI低信号、T2WI高信号灶，边界可，较大者直径约0.5 cm，病灶与增粗胰管相通，增强后未见明显强化。MRCP显示病变与扩张的腺管相通。

2. 放射学诊断　胰腺导管内黏液性乳头状瘤（IPMT）。

· 报告解读 ·

1. "胰尾部见多发大小不一T1WI低信号T2WI高信号灶"　表示病灶定位在胰腺为部，病灶数量是多发，病灶性质可能是囊性病灶。

2. "边界可"　往往表示病灶边缘比较清晰，多是良性的表现。

3. "病灶与增粗胰管相通，增强后未见明显强化"　描述了病灶的特征，说明病灶与胰管关系密切的，并且没有血供。

4. "MRCP显示病变与扩张的腺管相通"　进一步表明了病灶的特点。这里的"MRCP"即磁共振胰胆管造影，这项技术对诊断胆管及胰管病变具有重要的临床应用价值。

5. "胰腺导管内黏液性乳头状瘤（IPMT）"　是诊断结论。IPMT主要是胰管内分泌黏蛋白的上皮细胞乳头状增生，分泌大量黏液样物质并潴留于腺管内造成胰管扩张的一种病变。

· 知识问答 ·

1. 胰腺导管内黏液性乳头状瘤有哪些影像学表现？

影像学上通常将IPMT分为3种类型。① 主胰管型：主胰管扩张且肿瘤主要存在于主胰管；② 分支胰管型：分支胰管扩张，肿瘤不存在于主胰管；③ 混合型：肿瘤既存在于主胰管又存在于分支胰管。MRI检查是诊断这种病变的最重要的方法。主胰管型T2WI表现为高信号扩张的主胰管，有弥漫扩张，节段扩张，部分可见等信号的壁结节，平均直径约1 cm。分枝型表现为葡萄串状或单个的长T1长T2信号肿瘤，平均直径6 cm，部分内有壁结节，平均直径约2 cm。往往伴有胰腺有不同程度的萎缩和钙化，或伴主胰管扩张。MRI增强检查显示壁结节明显强化。MRCP中，可清晰显示病变与扩张腺管的关系，直接显示病变与扩张的胰管相通有利于本病的诊断与鉴别诊断。

2. 胰腺导管内乳头状黏液肿瘤是恶性肿瘤吗？

临床出现腹痛、黄疸，以及肿瘤较大，直径在30 mm以上，囊壁上附着有突起的结节，主胰管明显扩张，直径超过6.5 mm，以及病灶囊腔内存在不规则的厚隔膜将其分割为一个接一个的囊腔，可作为临床医师术前判断IPMT为恶性的参考指标，有些需要术中取出部分肿瘤组织送检快速冰冻病理明确。

3. 如何与常见的黏液性囊性肿瘤区别？

黏液性囊腺瘤是胰腺最常见的囊性肿瘤，多见于中老年女性，大部分位于胰腺体尾部。一般肿瘤较大。圆形或卵圆形，单房或多房，内见多少不一分隔及壁结节，囊壁可有钙化。周围有纤维包膜，内部以大囊性成分为主，主胰管一般不扩张。

4. 胰腺导管内乳头状黏液肿瘤如何治疗？

临床上对良、恶性IPMT的治疗原则是明显不同的：对良性IPMT肿瘤，可采取最小限度的胰腺切除术；对部分良性患者，尤其是无明显症状者，甚至可不必立即采取手术治疗而是密切观察；而对恶性IPMT患者则必须立即手术治疗，必要时需扩大手术方式，其预后良好。

第七节 胰腺癌

·典型病例·

患者，夏某某，男，72岁。左上腹部隐痛不适伴体重减轻1月。

·图像资料·

见图3-41～图3-46。

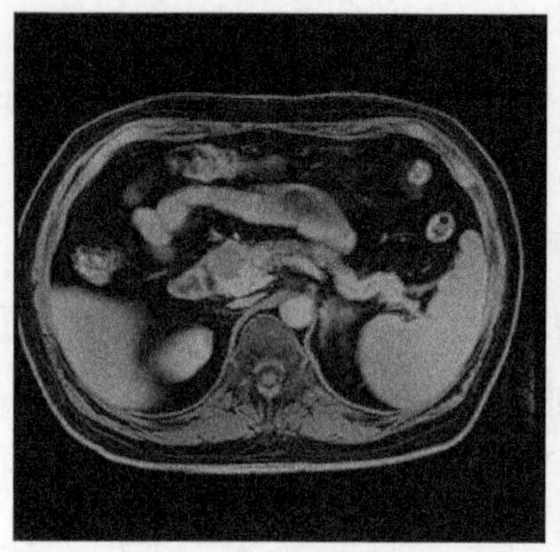
图3-41　T1WI 平扫

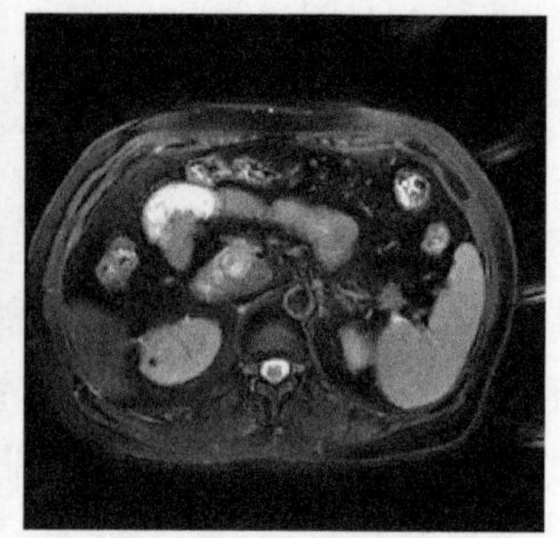
图3-42　T2WI 平扫

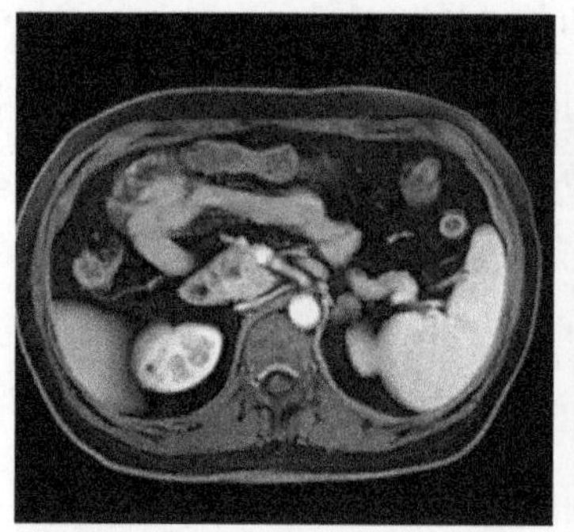
图3-43　T1WI 增强动脉期

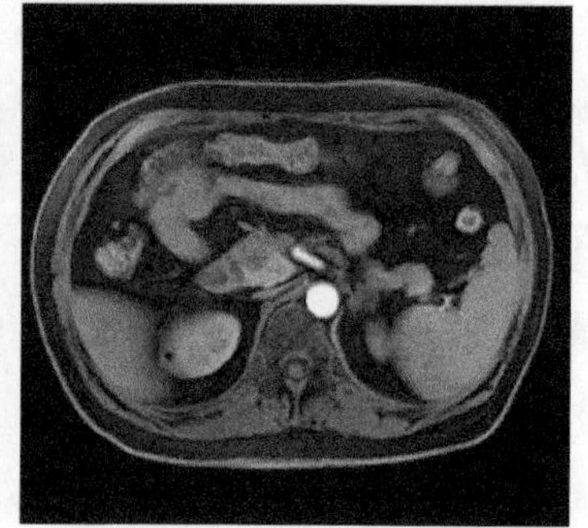
图3-44　T1WI 增强实质期

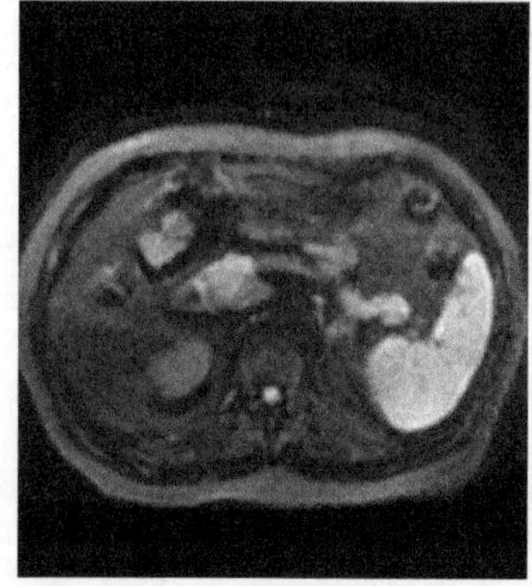
图3-45　DWI 弥散

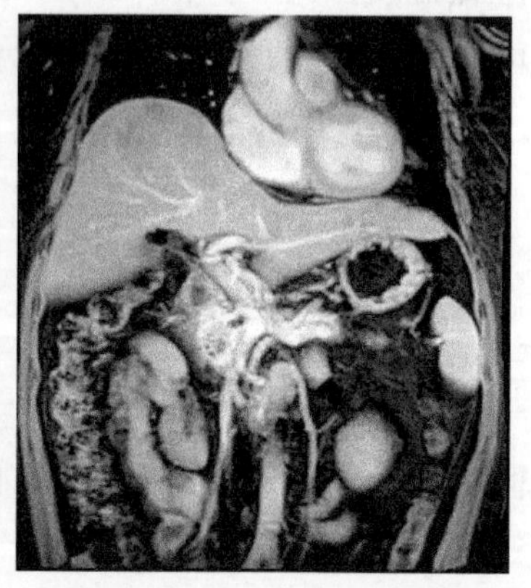
图3-46　T1WI 增强冠状位

· 诊断报告 ·

1. 放射学表现　胰头增大，内见大小约2.4 cm × 2.3 cmT1WI低信号、T2WI高信号病灶，DWI明显受限，增强后病灶有轻度强化，胰管扩张，肠系膜上动脉未见明显包绕，胰头周围见肿大淋巴结影伴有强化，大小约1.8 cm × 1.2 cm，弥散受限。

2. 放射学诊断　胰腺癌伴胰管扩张，胰周淋巴结肿大。

· 报告解读 ·

1. "胰头增大，内见大小约2.4 cm × 2.3 cm T1WI低信号、T2WI高信号病灶"　描述了肿瘤的信号特点，在T1WI上呈低信号，在T2WI上呈高信号，而正常胰腺组织在T1WI及T2WI上均呈相对稍高信号。

2. "DWI弥散明显受限，增强后病灶有轻度强化"　提示肿瘤组织较为致密，血供类型相对于正常胰腺组织为少血供类型。这是胰腺癌的特点。

3. "胰管扩张，肠系膜上动脉未见明显包绕"　提示肿瘤累及胰管，同时该肿瘤侵犯血管。

4. "胰头周围见稍大淋巴结影伴有强化，大小约1.8 cm × 1.2 cm，弥散受限"　说明有局部淋巴结转移。

· 知识问答 ·

1. 胰腺癌有哪些高危因素？

胰腺癌的危险因素包括吸烟、酗酒和慢性胰腺炎等。许多胰腺癌患者都有慢性胰腺炎的家族史。糖尿病也有可能与胰腺癌的发生有关。

2. 哪些情况下需要排除胰腺癌的可能？

以下情况需要引起注意并到医院进一步检查除外胰腺肿瘤可能：不明原因的上腹部不适或腹痛，位置较深，与饮食关系不一；进行性消瘦和乏力；不能解释的糖尿病或糖尿病突然加重等。

3. MRI检查是胰腺癌的首选吗？

不是，一般认为CT增强检查是胰腺癌的首选检查，MRI检查也发挥着重要作用，两者相得益彰，而相关肿瘤实验室检查（CA19-9、CEA等）可作为筛选性检查。一旦怀疑胰腺癌，CT增强检查是必要的，而MRI检查中的MRCP技术可作为辅助显示胆道梗阻情况。

4. 早期胰腺癌如何界定？

螺旋CT薄层图像的空间分辨率高，并能对肿瘤进行三维重建，对≤2.0 cm早期胰腺癌的诊断敏感性和特异性较高。双期增强检查不但能够明确胰腺癌肿块本身，而且还能够明确胰周动静脉是否受侵及受侵程度、有无淋巴结转移，为临床治疗提供准确的术前评估，提高手术治疗的成功率。MRI检查能清楚显示肿瘤和血管的关系，对胰腺癌手术可切除性的判断也具有重要作用。随着磁共振波谱技术（MRS）的研究应用，对胰腺癌的早期诊断及鉴别诊断提供了更客观的定性分析方法。

第八节　胆囊结石

· 典型病例 ·

患者，李某某，男，42岁。右上腹隐痛2周，加重3天。

· 图像资料 ·

见图3-47、图3-48。

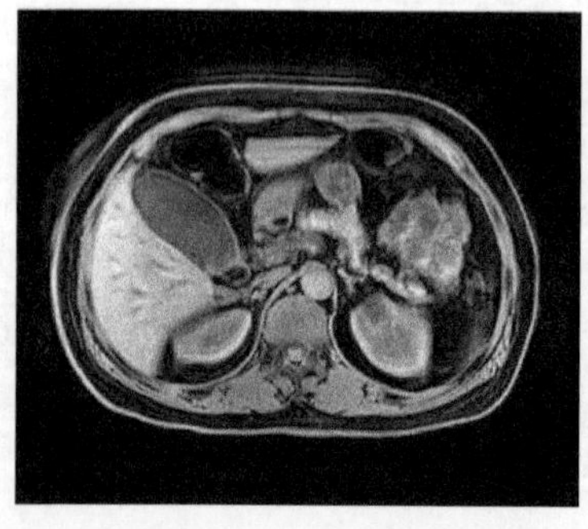

图3-47　T1WI平扫

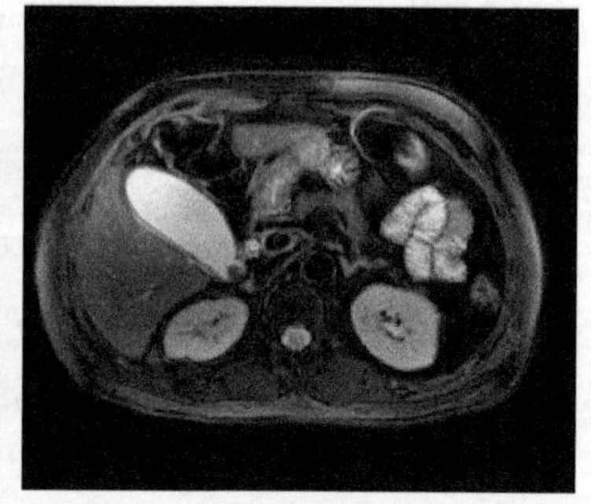

图3-48　T2WI平扫

· **诊断报告** ·

1. 放射学表现　胆囊饱满，囊壁略增厚，胆囊颈部见T1WI、T2WI均为低信号充盈缺损，边缘光整，肝内外胆管未见明显扩张。

2. 放射学诊断　胆囊炎，胆囊结石。

· **报告解读** ·

1. "囊壁略增厚"　表示胆囊有炎症，但程度较轻。

2. "胆囊颈部见T1WI、T2WI均为低信号充盈缺损"　表示胆囊内有结石病变，且位置在胆囊颈部。这个位置的结石比较容易引起嵌顿，从而导致急性胆囊炎症。

· **知识问答** ·

1. 胆囊结石一定要做MRI吗？

可以先做B超或CT检查，B超检查更敏感、更方便快速，也是首选检查。MRI检查可以作为补充检查及除外胆囊癌的检查手段。另外MRI检查可通过结石信号的高低来区分结石的化学成分。含有钙和胆色素成分的在T1WI和T2WI上均呈低信号，而含有胆固醇成分的在T1WI和T2WIT1上均表现为高信号。如含上述两种成分的则表现为混杂信号。在MRCP图像上，结石呈高信号胆汁内的低信号充盈缺损，看起来比较直观。

2. 哪些人容易得胆囊结石？

主要见于成人，且女性的发病率多于男性。40岁后发病率随年龄增长而增高，且肥胖、妊娠、高脂肪饮食、长期肠外营养、糖尿病、高脂血症、肝硬化、溶血性贫血、家族胆囊结石病史等因素都可引起胆囊结石。

3. 胆囊结石需要手术吗？

如果没有任何症状的患者，可以选择定期体检观察并选择相关药物的方法治疗。以下情况建议手术。

（1）右上腹不适反复发作、明显影响生活质量的患者。

（2）肥胖的40岁以上长期胆囊结石病史的女性。

（3）高龄患者，基础疾病较多，应及早手术，避免胆囊结石急性发作引起生命危险。

（4）体检发现胆囊结石＞3 cm、胆囊萎缩、合并胆囊单发息肉等怀疑有恶变风险的患者。

4. 胆囊结石不治疗会有什么危害？

胆囊结石不治疗可能导致以下危害。

（1）胆囊炎：嵌顿在胆囊颈部的结石可导致胆囊急性炎症。

（2）胆总管堵塞：胆囊结石可经胆囊管迁移至胆总管，导致堵塞，引起黄疸、发冷、发烧和腹痛。

（3）继发急性胰腺炎：胰腺管和胆总管的末端合并成一个共用通道进入十二指肠。在胆总管或壶腹部末端的胆囊结石可导致胰腺管堵塞，从而引起急性胰腺炎。

（4）胆囊癌：胆囊结石病史较长可增加胆囊恶性肿瘤的患病风险。

第九节　胆管结石

·典型病例·

患者，女，46岁。中上腹隐痛伴黄疸2周，加重1天。

·图像资料·

见图3-49～图3-51。

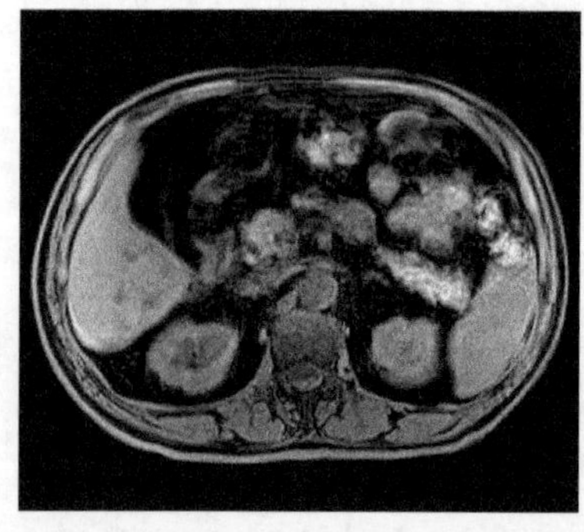

图3-49　T1WI

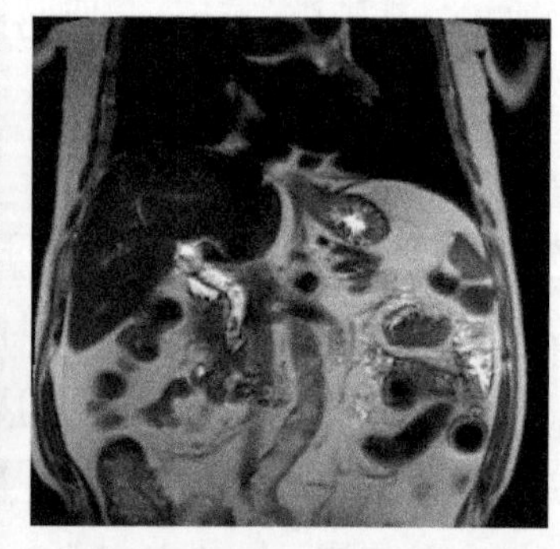

图3-50　T2WI

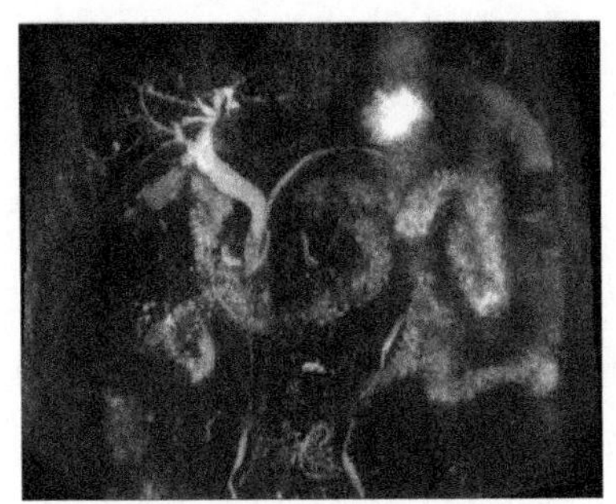

图3-51　MRCP

·诊断报告·

1. 放射学表现　胆总管下端见T1WI及T2WI低信号影。MRCP示胆总管轻度扩张，宽径约1.2 cm，其下端可见多发类圆形低信号充盈缺损影。

2. 放射学诊断　胆总管结石伴胆总管扩张。

·报告解读·

1. “胆总管下端见T1WI及T2WI低信号影”　表示横断面上观察到的胆总管结石表现。

2. “MRCP示胆总管轻度扩张，宽径约1.2 cm，其下端可见多发类圆形低信号充盈缺损影”　表示MRCP更直观清晰地显示了胆总管及其下端的结石情况。典型的胆总管结石表现为胆道中的充盈缺损，即表现为单发或多发的圆形，抑或椭圆形大小不等的低信号影，梗阻部位以上肝内、外胆管扩张，可伴有胆管壁增厚。

·知识问答·

1. 什么是MRCP?

MRCP是英文“magnetic resonance cholangiopancreatography”的首字母缩写，意思是磁共振胰胆管成像。这项技术是近年来快速发展起来的一种非损伤性静水成像显示胰胆管的新技术，它能反映胆管树的全貌，可清楚显示肝内、外胆管的解剖结构和胆管的形态，较准确地对胆系疾病进行分析诊断。

2. MRCP有什么好处?

这项技术有很多好处。形象地说，就好像是导航地图重点标记了你的行驶路线，可以一目了然地看到在你的路径上有无拥堵，而且通过数据重建可以产生三维图像，对于外科医生可具有非常直观的诊断价值和手术的指导意义。

3. MRCP上如何区别结石和肿瘤?

MRCP表现为肿瘤处胆管狭窄或突然中断，肿瘤梗阻以上胆道扩张，“管壁不规则”提示有恶性浸润性生长，“显示充盈缺损”提示肿瘤向管腔生长。MRCP可显示梗阻远端胆道情况。结石一般都是显示为高信号胆汁中的低信号影，圆形或椭圆形，比较光整，梗阻端呈光滑的倒杯口状。

4. 胆系疾病如何选择各种影像学检查方法?

超声简便、经济可做筛选性检查，CT检查与MRI检查对胆系疾病的定位和定性诊断都有很高的价值，MRCP可直接显示胆系全貌，优于超声和CT检查。经十二指肠逆行胆胰管造影(ERCP)和经皮肝穿刺胆管造影(PTC)为有创性检查，在胆管内支架放置或经内镜下取石的介入治疗检查时选用。

第十节　肾囊肿

· 典型病例 ·

患者，男，52岁。肾囊肿复查。

· 图像资料 ·

见图3–52～图3–55。

· 诊断报告 ·

放射学表现：右肾上方见大小约8.2 cm × 7.8 cm T1WI低信号、

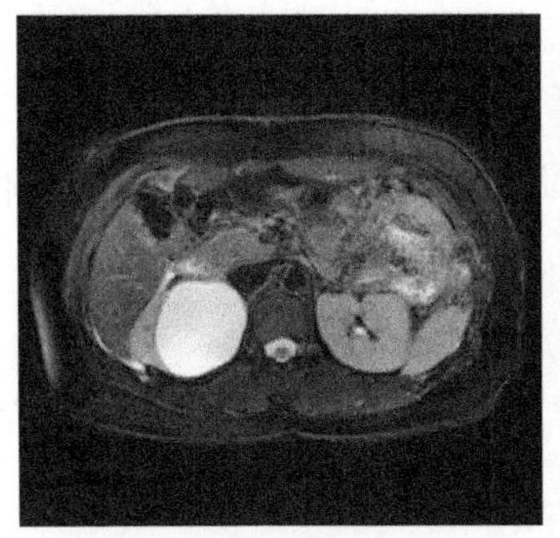

图3-52　T1WI 平扫

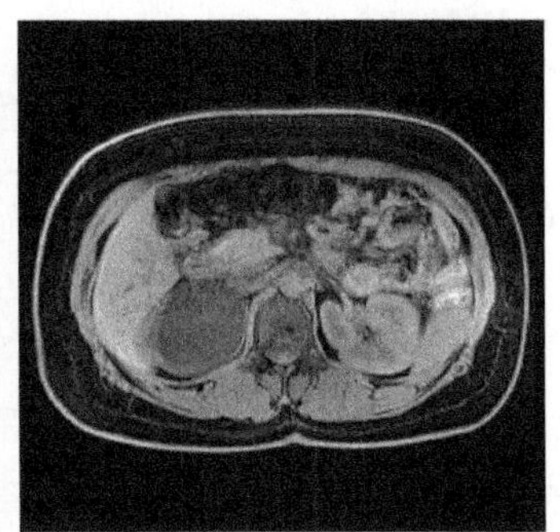

图3-53　T2WI 平扫

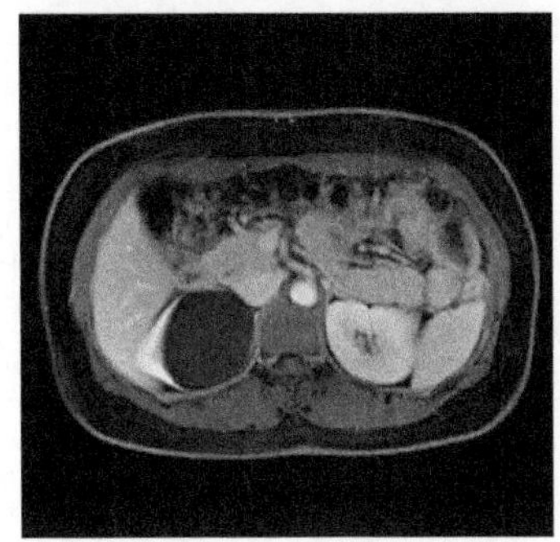

图3-54　T1WI 增强实质期

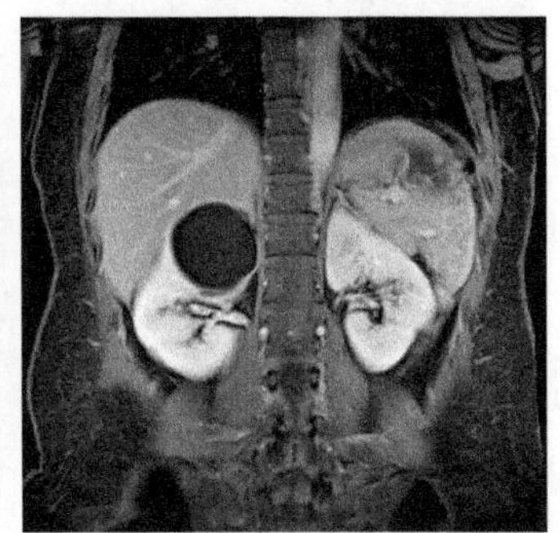

图3-55　T1WI 增强实质期冠状位

T2WI 均匀高信号病灶，境界清楚，增强后病变未见明显强化。

放射学诊断：右肾囊肿。

·报告解读·

1.“右肾上部见大小约8.2 cm × 7.8 cm T1WI 低信号、T2WI 均匀高信号病灶”　提示病灶的位置、大小及信号特点。肾脏一般分为上、中、下三个部分，分别为上部、中部、下部，该病灶位于右肾上部。囊肿的信号特点是在T1加权像上呈极低信号，在T2加权像上呈高信号，边界清楚，信号均匀。

2.“增强扫描后病变不强化”　提示该病变无血供，这是囊肿区别于其他病变的显著特征。

· 知识问答 ·

1. 肾囊肿是良性病变还是恶性病变?

单纯性肾囊肿是良性病变,里面是液体,不是肿瘤。少许有分隔或软组织结节的,有恶性可能。

2. 肾囊肿需要治疗吗?

绝大多数肾囊肿患者无临床症状,不需要治疗。如果囊肿直径大于5厘米,而且压迫肾实质,造成肾积水、肾功能损害的,应该及早检查发现并及时治疗。

第十一节　子宫肌瘤

· 典型病例 ·

患者,李某某,女,46岁。下腹部不适半年,加重一周。

· 图像资料 ·

见图3-56~图3-60。

· 诊断报告 ·

1. 放射学表现　盆腔偏右侧可见类圆形异常信号肿块影,大小约5.3 cm × 4.7 cm,T1WI呈等低信号、T2WI呈等高混杂信号,DWI轻度受限,呈稍高信号。

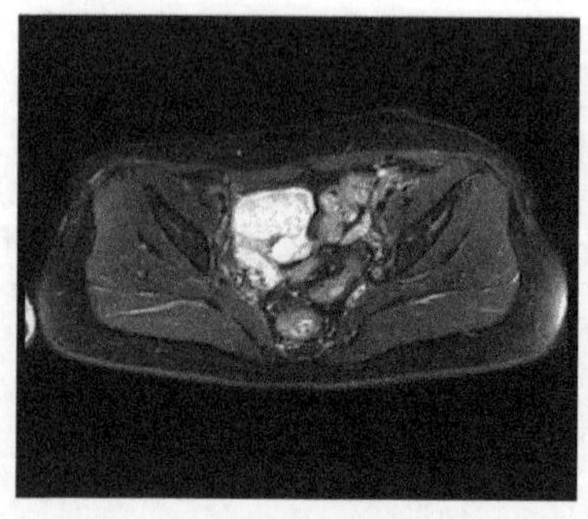

图3-56　T2WI压脂平扫

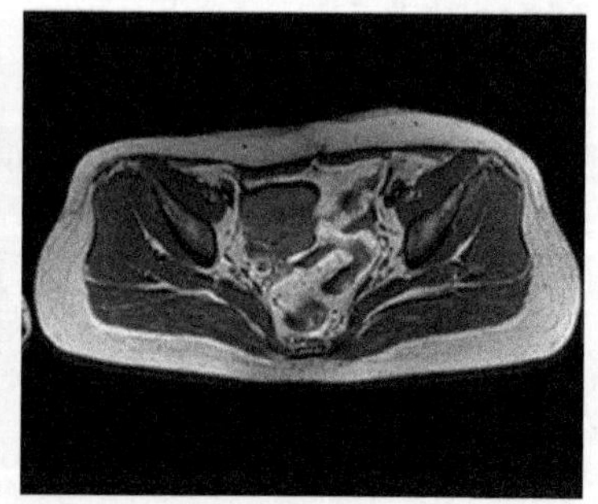

图3-57　T1WI平扫

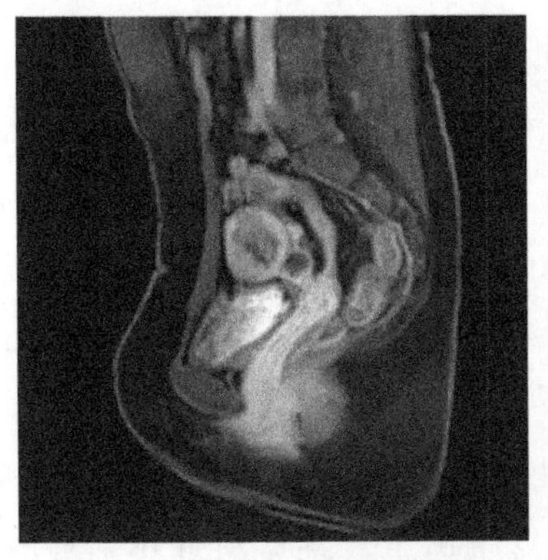
图3-58　T2WI平扫矢状位

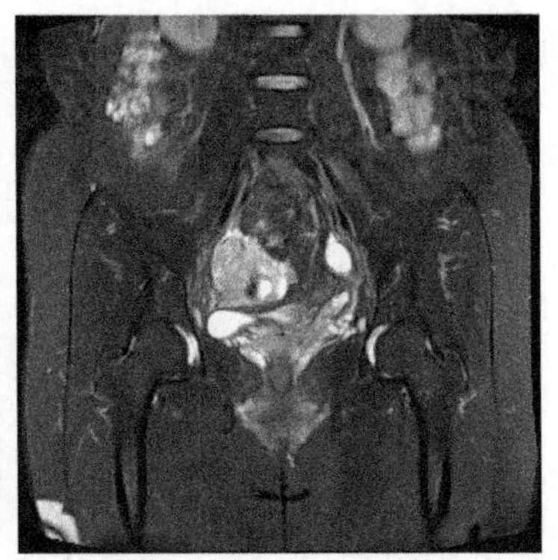
图3-59　T2WI平扫冠状位

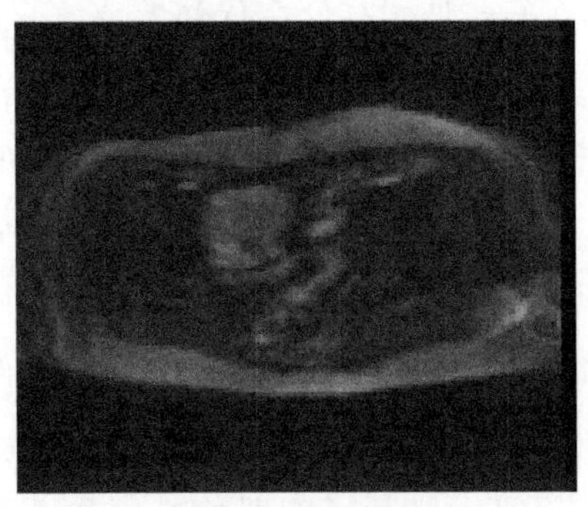
图3-60　DWI 弥散

2. 放射学诊断　子宫肌瘤（浆膜下型）。

·报告解读·

1. "盆腔偏右侧可见类圆形异常信号肿块影"　描述了病灶的位置、形状。不直接发生在子宫上而是偏向盆腔的一侧，与子宫相连，是浆膜下型子宫肌瘤的特点。

2. "T1WI呈等低信号、T2WI呈等高混杂信号，DWI轻度受限"　往往是子宫肌瘤的MRI信号特点。子宫肌瘤由子宫平滑肌细胞过度增生所形成，是女性生殖器官最常见的良性肿瘤。多见于30～50岁中年女性，多数位于子宫体部，少数位于子宫颈部。子宫肌瘤常多发，大小不等，血供丰富，较大肿瘤可发生变性，囊变坏死等。肿瘤较小时病变内部信号较均匀，当病变内发生囊变、坏死，在T1WI图像上呈低信号、在T2WI图像上呈高信号，而出血在T1WI及T2WI图像上均呈不均匀高信号。

·知识问答·

1. 如何诊断子宫肌瘤？

对于有不适症状者，通过妇科检查，结合超声、MRI检查，子宫肌瘤一般可诊断出。当然，有不少子宫肌瘤患者并无特殊不适症状，仅体检时发现的。

2. MRI检查诊断子宫肌瘤有什么优势？

MRI检查是发现和诊断子宫肌瘤的最敏感方法，能检出小至3 mm的子宫肌瘤，也易于鉴别黏膜下、肌层内、浆膜下或宫颈部位的子宫肌瘤，需要注意的是有金属避孕环者，须取环后才能做盆腔检查。

3. 子宫肌瘤会恶变吗？

子宫肌瘤恶变的概率很小，一般在1%以下。多见于年龄大，肌瘤大且生长快者，特别是绝经后肌瘤增长迅速或绝经后再出现肌瘤时更应提高警惕。因此，尽管大多数子宫肌瘤绝经后萎缩，但是仍不能完全掉以轻心，仍应当定期复查。

4. 介入治疗或子宫动脉栓塞术治疗子宫肌瘤是怎么回事？

子宫动脉栓塞术即在局部麻醉下行股动脉穿刺，置入导管，在X线数字减影血管造影（DSA）下，通过同轴导丝的引导，超选择性插管至子宫动脉并注入栓塞剂的一种介入性治疗技术。

四肢 MRI 检查

第一节　外伤、骨折

· 典型病例 ·

患者，女，40岁。因减肥近期跳绳，自觉双膝疼痛，行膝关节MRI检查。

· 图像资料 ·

见图3-61、图3-62。

· 诊断报告 ·

1. 放射学表现　右膝关节髌上囊及关节腔内可见少量T1WI低信

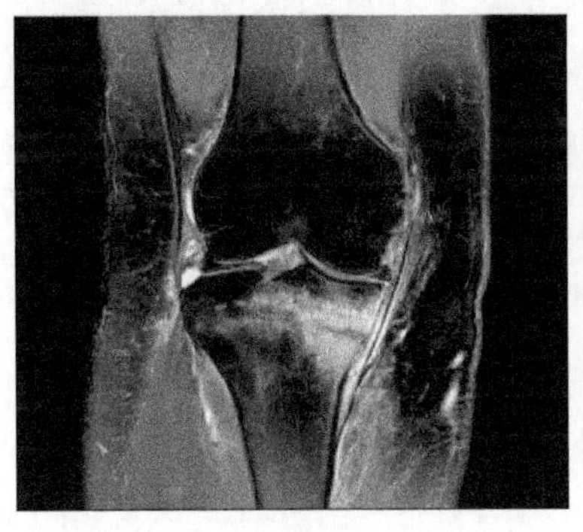

图3-61　膝关节T2WI压脂冠状面

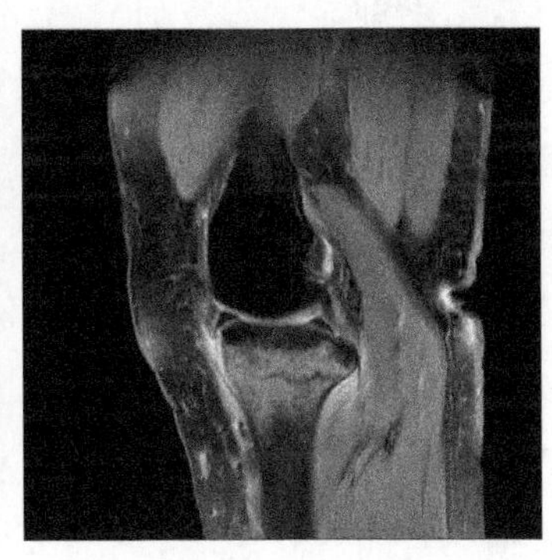

图3-62　膝关节 PDWI压脂矢状面

号、T2WI高信号影。右膝内侧副韧带增粗，T2WI压脂呈高信号，周围软组织肿胀，右膝外侧副韧带、前后交叉韧带及髌韧带形态、信号未见明显异常。右膝半月板形态规则，未见明显异常信号影。右胫骨上端见片状T1WI低信号、T2WI压脂高信号影，并见一横行低信号线影。

2. 放射学诊断　右膝内侧副韧带损伤；右侧胫骨上段骨折伴骨髓水肿。

·报告解读·

1.“右胫骨上端见片状T1WI低信号、T2WI高信号影”　提示骨髓水肿。

2.“横行低信号线影”　提示骨折线。

3.“膝内侧副韧带增粗，T2WI压脂呈高信号”　提示右膝内侧副韧带损伤。

·知识问答·

1. 骨折患者为什么需要行MRI检查？

怀疑骨折患者，临床首选的检查应是X线平片，其操作简单、方便、费用低，但是X线平片的解剖分辨率较低，其成像原理是三维人体的平面投影，投影前后结构相互重叠，对一些隐匿性的骨折常无法显示。CT检查较X线平片对细微骨折的确诊率更高，特别是CT三维重建，可较清晰地显示骨皮质异常，但是对于骨皮质未中断，合并骨髓损伤的患者，CT三维重建依然无法显示。MRI可多方位、多序列成像，T2WI及PDWI脂肪抑制序列行矢状位、冠状位扫描，能够准确反映骨髓损伤后水肿及骨皮质异常。

2. 除了观察骨折，四肢关节外伤患者行MRI检查，还应注意观察哪些？

MRI检查分辨率高，弥补了X线平片和CT片在显示软组织损伤方面的缺陷，而骨折患者，绝大部分会合并软组织损伤，因此除了观察骨折，还应注意肌肉、肌腱、关节软骨等继发的损伤。

3. 哪些四肢关节外伤患者需要行MRI检查？

X线、CT检查阴性，但有临床症状，高度怀疑骨折患者；临床专科检查后怀疑合并肌肉、肌腱、关节软骨、半月板等损伤的患者。

4. 骨髓水肿代表什么意思？

骨髓水肿是由多种骨髓病变引起的继发改变，它是一种非特异性的病理征象。可以引起骨髓水肿的常见疾病包括一过性或急性骨质疏松、骨肿瘤、骨缺血、骨梗死、骨创伤、骨感染。一般认为骨髓水肿是与组织血管过多，灌注过度及细胞外液的外渗有关。MRI检查是检测骨髓水肿最为敏感的成像方法，可以显示非常早期及轻微的骨髓水肿。一般在T1WI上表现为低信号，在T2WI压脂序列图像上表现为高信号，这种信号改变代表着骨髓细胞外液的增多。

第二节　韧带损伤

· 典型病例 ·

患者，张某某，女，33岁。左膝撞击后，膝关节内侧肿胀疼痛1天，X线、CT检查未见明显异常，行膝关节MRI检查。

· 图像资料 ·

见图3-63。

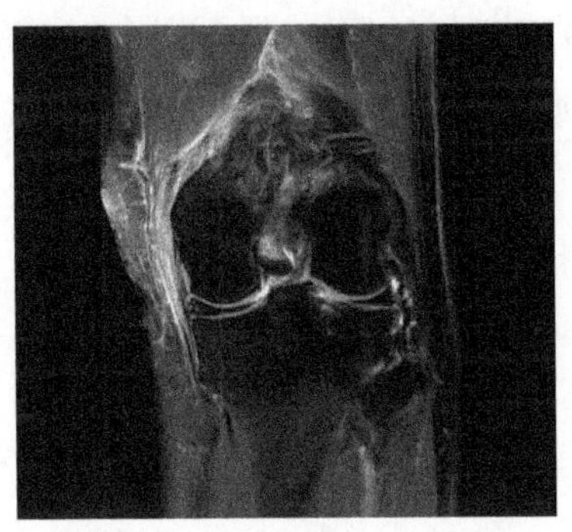

图3-63　膝关节T2WI压脂冠状位

· 诊断报告 ·

1. 放射学表现　左膝关节髌上囊及关节腔内可见少量T1WI低信号、T2WI高信号影。左膝内侧副韧带增粗，T2WI信号增厚，周围间隙模糊，左膝外侧副韧带、前后交叉韧带及髌韧带形态、信号未见明显异常。左膝内外侧半月板形态规则，未见明显异常信号影。左侧股骨外侧髁见片状T1WI低信号、T2WI高信号影。

2. 放射学诊断　内侧副韧带损伤；左侧股骨内侧髁骨髓水肿。

· 报告解读 ·

1. "左膝内侧副韧带增粗，T2WI信号增高，周围间隙模糊"　提示内侧韧带损伤后水肿。MRI冠状位T2WI可以清晰显示副韧带的走向、形状及信号变化。

2. "左侧股骨外侧髁见片状T1WI低信号、T2WI高信号影"　提示骨髓水肿。

· 知识问答 ·

1. 正常韧带在MRI上有何表现？

正常韧带在所有序列上均表现为均匀一致低信号，边缘光整，有一定的走行方向及粗细大小，是由一骨连接另一骨的连续完整的结构。

2. 韧带损伤的常见临床症状有哪些？

韧带损伤后一般均有小血管破裂而出血，局部疼痛、肿胀，组织内出血、血肿、关节肿胀、活动障碍、压痛。体检时发现牵拉韧带明显疼痛，若完全断裂，关节稳定性下降。

3. 膝关节韧带损伤的临床表现有哪些？

一级：很小的韧带撕裂，无膝关节不稳定。

二级：韧带部分撕裂，出现膝关节的不稳定。

三级：韧带完全断裂，出现显著的不稳定。

第三节　半月板损伤

· 典型病例 ·

患者，王某某，男，15岁。因打篮球运动中快速转身，后自觉左膝疼痛2天，行膝关节MRI检查。

· 图像资料 ·

见图3–64、图3–65。

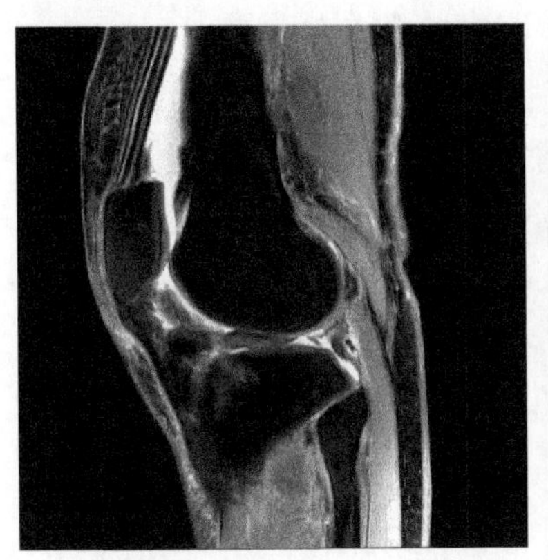

图3–64　PDWI压脂矢状面

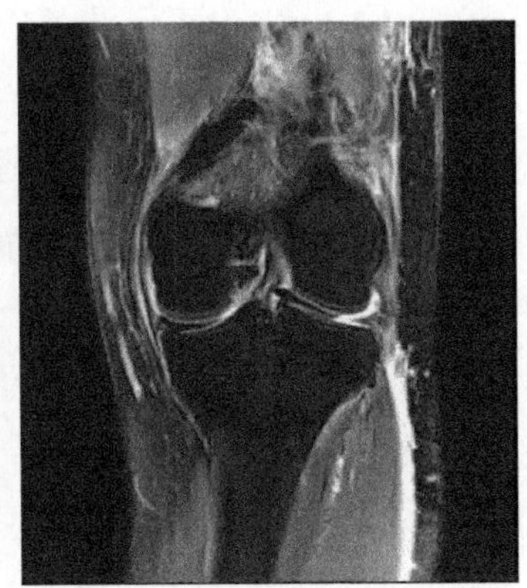

图3–65　T2WI压脂冠状面图

· 诊断报告 ·

1. 放射学表现　左膝关节髌上囊及关节腔内可见T1WI低信号、T2WI高信号影。左膝内外侧副韧带、前后交叉韧带及髌韧带形态、信号未见明显异常。左膝外侧半月板前角见条形高信号，达关节面。左膝内侧半月板形态规则，未见明显异常信号影。

2. 放射学诊断　左膝外侧半月板前角撕裂，请结合临床。

· 报告解读 ·

1. “左膝关节髌上囊及关节腔内可见T1WI低信号、T2WI高信号影”　提示膝关节腔及关节囊内积液。

2. “左膝外侧半月板前角见条形高信号，达关节面” 提示半月板撕裂，属于较重类型的半月板损伤（三级）。

· 知识问答 ·

1. 半月板的主要功能有哪些？

半月板主要有帮助负荷的分散、重力的吸收、本体感觉、润滑和稳定的功能。其中分散负荷的功能最为重要。人体有40%～70%的负荷作用于半月板，其余作用于相互接触的关节面软骨。在膝关节运动过程中，半月板随着胫骨和股骨运动，增加了接触面并有效地分配作用于膝关节的力量，对于保持关节的完整性十分重要。

2. 半月板损伤的常见临床症状有哪些？

急性期半月板损伤时，膝关节有明显的疼痛、肿胀和积液，关节屈伸活动障碍。急性期过后，肿胀和积液可自行消退，但活动时关节仍有疼痛，尤以上下楼、上下坡、下蹲起立、跑、跳等动作时疼痛更明显，严重者可跛行或屈伸功能障碍，部分患者有交锁现象，或在膝关节屈伸时有弹响。

3. 什么是盘状半月板？

盘状半月板又称盘状软骨，是半月板形态异常，形成厚而大、近似圆形的畸形软骨，尤其半月板体部呈盘状。本病青壮年高发，不同地区或种族之间盘状半月板发生率差异很大。在中国、日本和韩国发生率较高。盘状半月板较正常半月板容易发生损伤。

4. 半月板损伤的MRI表现如何分级？

半月板损伤的分级方法较多，常见分为三级。一级：半月板内局限性信号升高。二级：半月板内出现水平的略高信号线，可从半月板的囊缘直达游离缘，但不影响到关节。三级：半月板内略高信号线累及半月板的关节缘。

第四节 肩袖损伤

· 典型病例 ·

患者,张某某,女,37岁。左肩关节撞击后,感觉肩部肿胀疼痛5天。

· 图像资料 ·

见图3-66、图3-67。

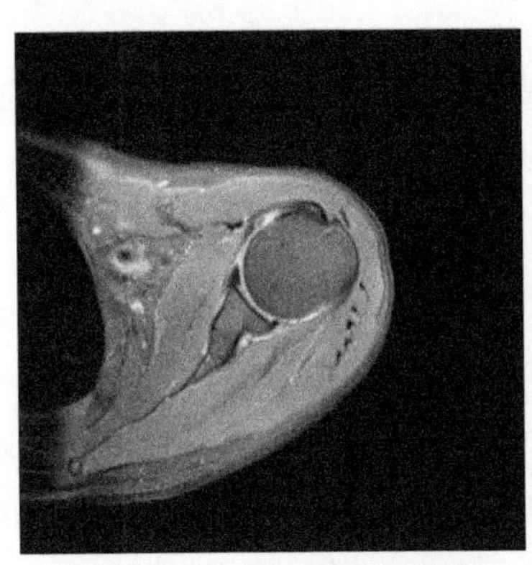

图3-66 PDWI压脂横断位

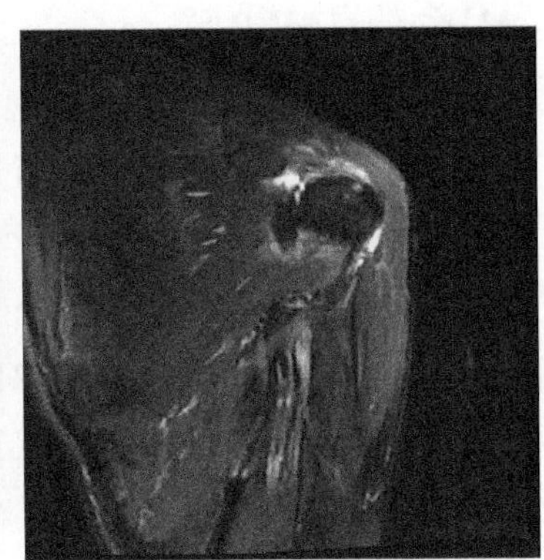

图3-67 T2WI压脂冠状位

· 诊断报告 ·

1. 放射学表现 左侧肩关节冈上肌腱及肩胛下肌腱见T2WI压脂冠状位序列高信号影,局部肌腱肿胀。冈下肌腱及小圆肌腱形态如常,未见明显异常信号。左侧肱骨头未见明显异常改变。

2. 放射学诊断 考虑左侧肩袖损伤,左侧肩关节少量积液,请结合临床。

· 报告解读 ·

1. “左侧肩关节冈上肌腱及肩胛下肌腱见T2WI压脂冠状位序列高信号影” 提示左侧肩袖损伤。

2. “左侧肩关节囊可见小片T1WI低信号、T2WI高信号影” 提示关节腔内有积液，是肩袖损伤的伴随表现。

· 知识问答 ·

1. 肩袖是什么结构？

肩袖是包绕在肱骨头周围的肌腱复合体，肱骨头前方为肩胛下肌腱，上方为冈上肌腱、后方为冈下肌腱和小圆肌腱。这些肌腱的运动导致肩关节旋内、旋外和上举运动，并将肱骨头稳定于关节盂上，维持肩关节的稳定。

2. 什么是肩袖损伤？

肩袖损伤就是组成肩袖各肌腱的损伤，其中冈上肌腱附着于肱骨大结节最上部，经常受到肩峰喙肩韧带的磨损，该肌腱为肩袖的薄弱点，最容易受到损伤。患者绝大多数伴有外伤史，且间接外力作用更为多见，如手掌扶地造成肌腱骤然内收而破裂。

3. 肩袖损伤为什么需要做MRI检查？

肩关节肌腱损伤后常常出现水肿和出血，MRI检查能够敏感地发现肌腱损伤后的信号改变，反映病变的严重程度。慢性卡压造成的肩袖损伤，导致肩袖的退变和纤维化，也可在MRI上表现为肌腱信号异常。而肌腱水肿、出血、退变和纤维化，是CT、X线检查无法检测到的。

第五节　无菌性坏死

· 典型病例 ·

患者，王某某，男，52岁。无明显诱因出现右髋部疼痛伴活动障碍2年，加重3周，行髋关节MRI检查。

· 图像资料 ·

见图3-68、图3-69。

· 诊断报告 ·

1. 放射学表现　右髋关节在位，右髋关节间隙未见明显狭窄。

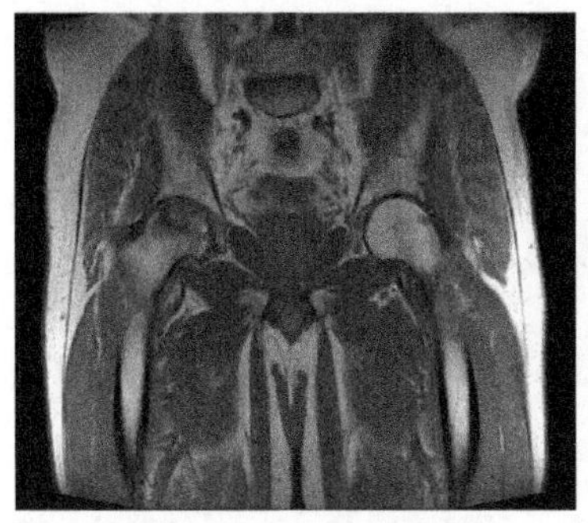

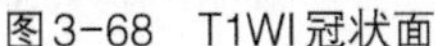

图3-68　T1WI冠状面

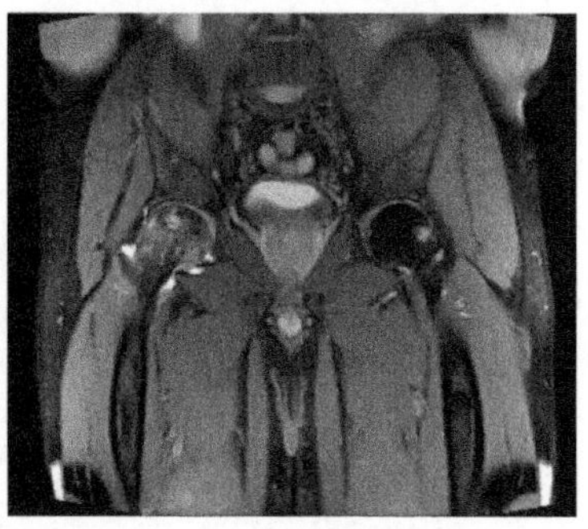

图3-69　PDWI压脂冠状面

右侧股骨头形态规则，股骨头负重区可见片状异常信号，T1WI呈不均匀低信号，PDWI压脂呈不均匀高信号影，边缘见线状低信号。

2. 放射学诊断　右侧股骨头缺血坏死，请结合临床。

·报告解读·

“股骨头负重区可见片状异常信号，T1WI呈不均匀低信号，PDWI压脂呈不均匀高信号影，边缘见线状低信号” 提示股骨头无菌性坏死，且MRI分期为Ⅲ期。

·知识问答·

1. 髋关节无菌性坏死由哪些因素导致？

髋关节无菌性坏死的致病因素包括外伤性因素和非外伤性因素。外伤性因素指由骨折或脱位导致骨内血供中断或闭塞；非外伤性因素指由皮质醇治疗、酗酒、血液病和某些代谢性疾病导致骨缺血及相应的骨、骨髓细胞成分坏死。

2. 髋关节无菌性坏死为什么需要做MRI检查？

由于早期的无菌性坏死主要是骨髓的病变，X线检查甚至CT检查都不能发现，而MRI检查能敏感地发现早期的骨髓病理变化，T1WI图像表现为股骨头负重区线样低信号或新月形不均匀信号，T2WI图像表现为局限性高信号或双线征。因此，临床怀疑髋关节无菌性坏死，需要做MRI检查。

椎间盘MRI检查

第一节　颈椎间盘病变

·典型病例·

患者，芮某某，男，36岁。颈部不适6个月余，加重1周，来院就诊。

·图像资料·

见图3-70～图3-73。

·诊断报告·

1. 放射学表现　颈椎曲度变直，椎体边缘见骨质增生影。颈4/5、

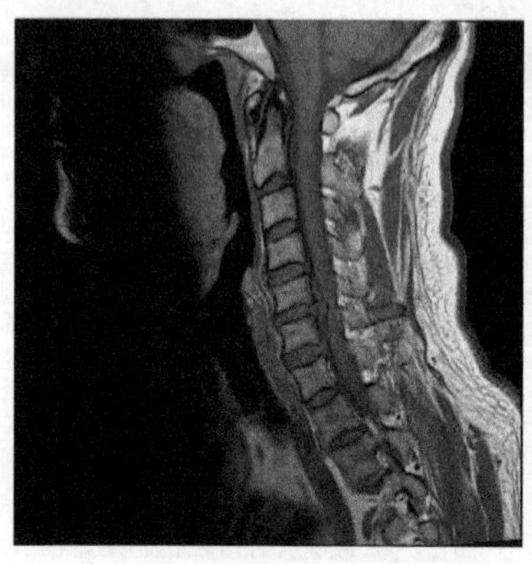

图3-70　T1WI矢状位

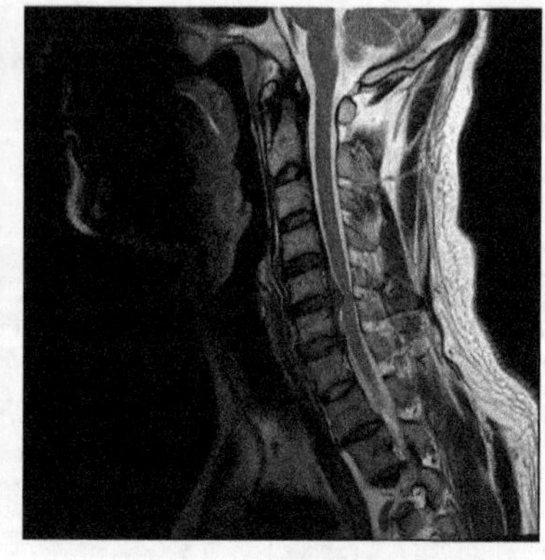

图3-71　T2WI矢状位

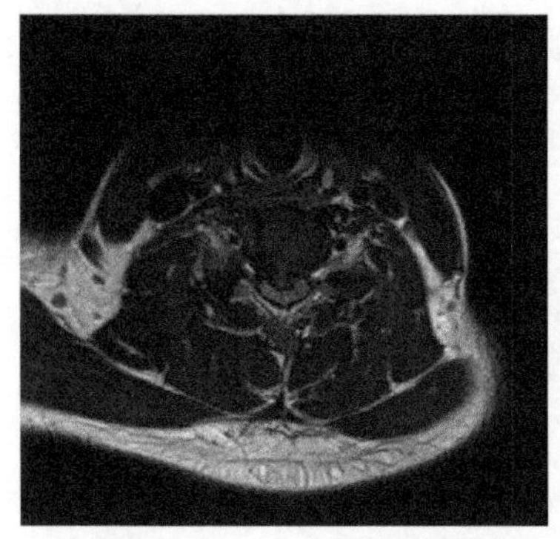

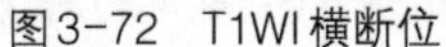

图3-72　T1WI横断位

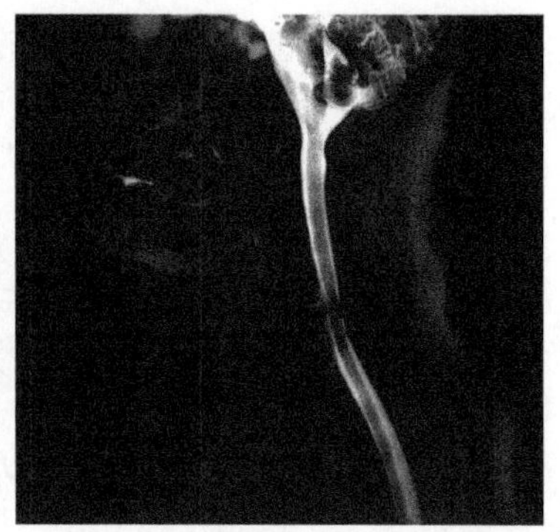

图3-73　MRM脊髓水造影

颈6/7椎体后缘见椎间盘向正后方突出，硬膜囊受压。颈5/6椎间盘脱出，该层面脊髓受压，并见小片T2WI稍高信号影。

2. 放射学诊断　① 颈4/5、6/7椎间盘突出；② 颈5/6椎间盘脱出，伴脊髓受压变性；③ 颈椎退行性改变。

· 报告解读 ·

1. “颈4/5、6/7椎间盘向正后突出”　提示椎间盘突出类型是中央型。

2. “颈5/6椎间盘脱出”　提示椎间盘病变的类型是脱出型，表明椎间盘边缘的纤维环结构破了，椎间盘中间的髓核已经移位。

3. “脊髓受压变性”　提示脱出的椎间盘对后方的脊髓有压迫并导致脊髓异常。

· 知识问答 ·

1. 颈椎不适为什么需要做MRI检查？

颈椎做MRI检查，一是没有辐射，二是图像清晰，可以多方位成像，不仅能很好的观察椎间盘病变及其是否压迫神经根，而且对脊髓及周围软组织的观察也比较好。

2. 颈椎间盘突出怎么产生的？

颈椎间盘突出主要由于颈椎间盘的退行性变或外伤所致，其中包括椎间盘膨出、椎间盘突出及椎间盘脱出，它们表示颈椎病的不同阶段。

3. 颈椎间盘突出严重吗?

颈椎间盘突出症状严重与否，与其发生的阶段以及颈椎间盘突出的类型相关。

(1) 有的患者不产生症状。

(2) 有的患者产生轻度症状，比如颈部不适、颈部僵硬等。

(3) 重度症状出现颈脊神经支配区(即患侧上肢)的麻木感，受累神经节段支配区的剧烈疼痛，如刀割样或烧灼样。

(4) 更严重者可以出现病变水平以下同侧肢体肌张力增加、肌力减弱、触觉及深感觉障碍。

(5) 最严重者会出现不同程度的上运动神经元或神经束损害的不全痉挛性瘫痪等。

4. 椎间盘病变类型有哪几种?

共有四种类型：膨出型、突出型、脱出型、游离型。椎间盘突出又分为侧方突出型、旁中央突出型、中央突出型。

第二节　腰椎间盘病变

· 典型病例 ·

患者，陈某某，男，31岁。腰部不适6个月余，加重1周。来院就诊。

· 图像资料 ·

见图3–74～图3–77。

· 诊断报告 ·

1. 放射学表现　横断面腰4/5椎间盘右后突出、腰5/骶1椎间盘向左后脱出，局部神经根受压，相应的硬膜囊受压，髓核未见明显游离。椎体边缘骨质突起。

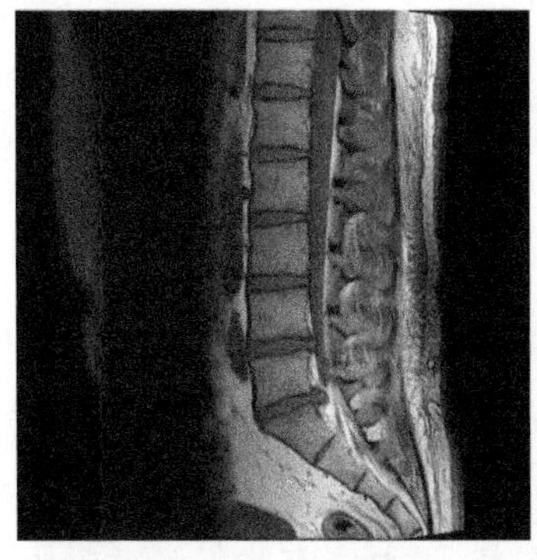

图3-74　T1WI 矢状位

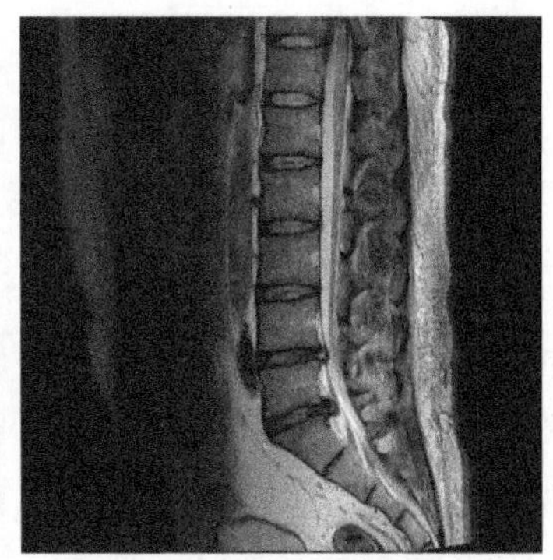

图3-75　T2WI 矢状位

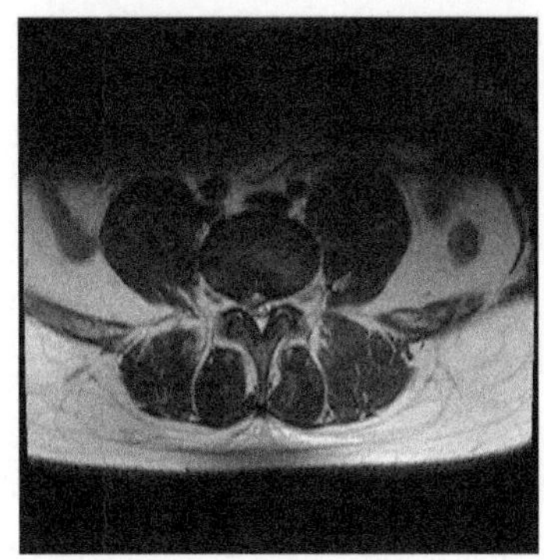

图3-76　T1WI 横断位

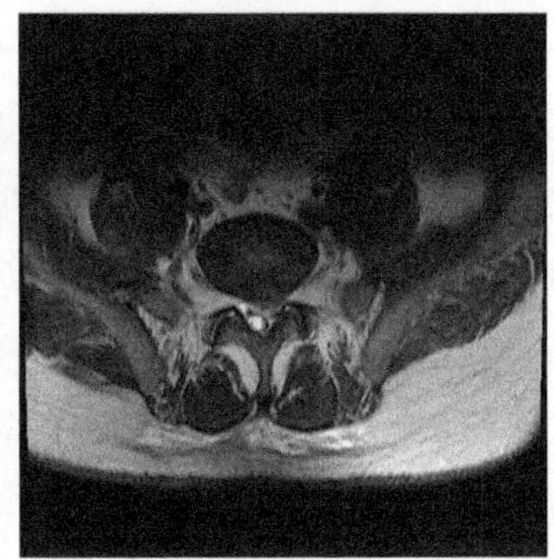

图3-77　T2WI 横断位

2. 放射学诊断　腰4/5椎间盘右后突出；腰5/骶1椎间盘左后脱出；腰椎骨质增生。

·报告解读·

1. “腰4/5椎间盘右后突出，腰5/骶1椎间盘左后脱出”　提示椎间盘突出类型是侧旁突出型；同时提示椎间盘病变类型分别为突出和脱出。

2. “局部神经根受压、硬膜囊受压”　提示突出及脱出的椎间盘侧旁压迫神经根及脊髓。

3. “椎体边缘骨质突起”　提示椎体骨质增生。

· 知识问答 ·

1. 腰椎间盘突出症如何发生的?

腰椎间盘突出症是临床较为常见的疾患之一,主要是因为腰椎间盘各部分(髓核、纤维环及软骨板),尤其是髓核,有不同程度的退行性改变后,在外力因素的作用下,椎间盘的纤维环破裂,髓核组织从破裂之处突出于后方或椎管内,导致相邻脊神经根遭受刺激或压迫,从而产生腰部疼痛,还可能出现一侧下肢或双下肢麻木、疼痛等一系列临床症状。主要表现为腰痛、坐骨神经痛,还可伴有腰部活动受限,受累神经根支配区的感觉、运动和反射的改变。

2. 腰椎间盘突出为什么要做MRI检查?

(1) MRI检查没有辐射。

(2) 多方位成像,更好地显示病变。

(3) 对软组织显示更好,椎骨内外病变显示好,不易漏诊。

(4) 椎间盘突出程度及对脊髓压迫程度显示更好。

乳腺MRI检查

第一节　乳腺囊肿

·典型病例·

患者，翁某某，女，71岁。回盲部癌术后7年余，乏力1周。乳腺B超示左乳囊性结节。

·图像资料·

见图3-78～图3-80。

·诊断报告·

1. 放射学表现　双侧乳腺对称，腺体结构分布规则，腺体呈多量腺体型。左乳内下象限见卵圆形异常信号影，呈T1WI低信号、T2WI

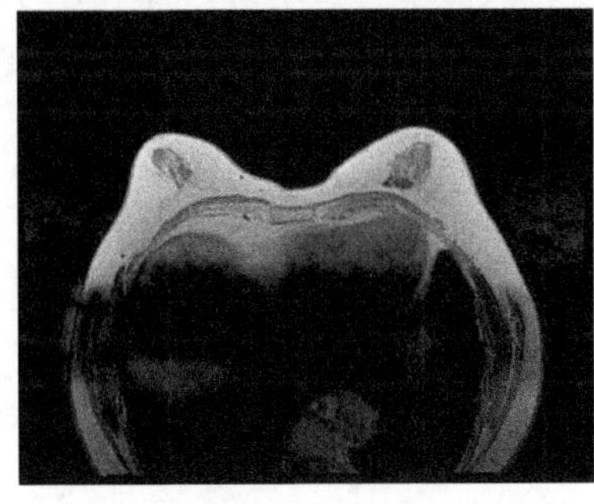

图3-78　T1WI

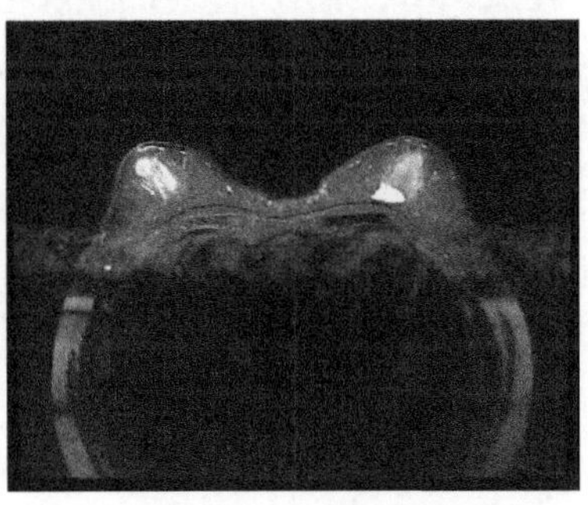

图3-79　T2WI压脂

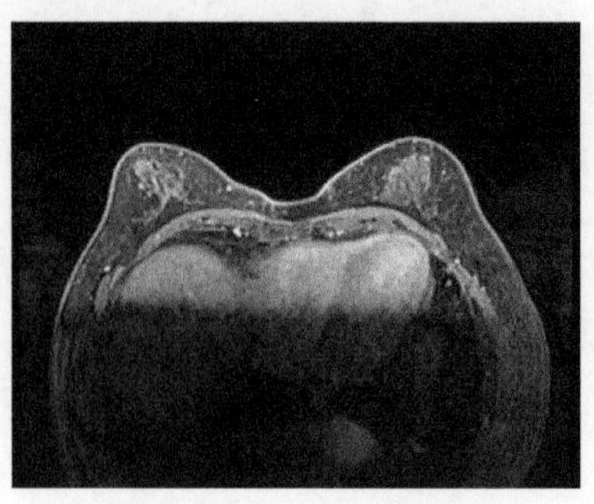

图3-80　T1WI压脂增强

高信号影、DWI高信号，大小约2.0 cm × 1.0 cm，边缘光整。Gd-DTPA注入后，病灶未见明显强化。双乳皮肤未见增厚，乳头未见牵拉向内凹陷。双侧腋窝未见明显肿大淋巴结影。

2. 放射学诊断　左乳内下象限结节，考虑囊肿，BI-RADS 2类，建议随访。

· 报告解读 ·

"T1WI低信号、T2WI高信号影、DWI高信号，边缘光整。Gd-DTPA注入后，病灶未见明显强化" 提示为良性病变，而且是没有血供的单纯囊性病变。

· 知识问答 ·

1. 哪些情况要做乳腺MRI检查？

乳腺MRI检查具有多种优点，它可以明显提高乳腺疾病检出率，特别是早期乳腺癌和隐性乳腺癌的检出率。以下情况则需要行乳腺MRI检查。

（1）X线和B超检查都无法确诊的病变。

（2）发现隐性乳腺癌。

（3）做过乳房扩大整形手术的女性。

（4）打算做保留乳房术的患者。

（5）高危人群筛查。

（6）乳腺癌新辅助化疗反应的评价。

2. 乳腺囊肿如何治疗？

单纯的囊肿多数需手术治疗，但手术前要排除恶变的可能，以确定手术范围。中医疗法可改善疾病带来的乳房肿块症状以及其他不适体征。

第二节　乳腺脓肿

·典型病例·

患者，唐某某，女，31岁。1个月前剖宫产术后，未哺乳，左乳疼痛半月，加重两天，B超检查提示有左乳脓肿的可能。

·图像资料·

见图3-81～图3-84。

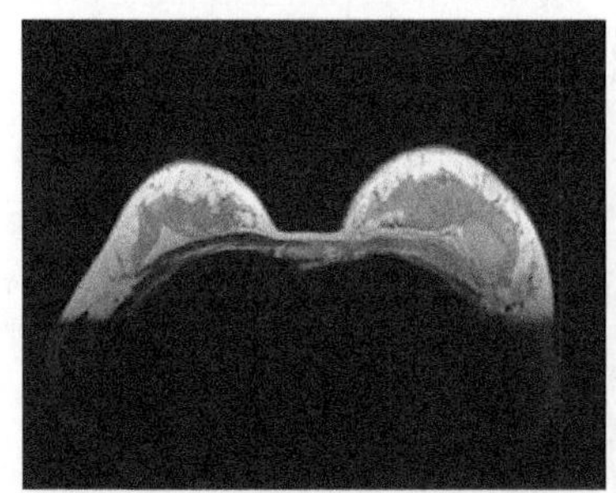

图3-81　左乳多发T2WI稍高信号影

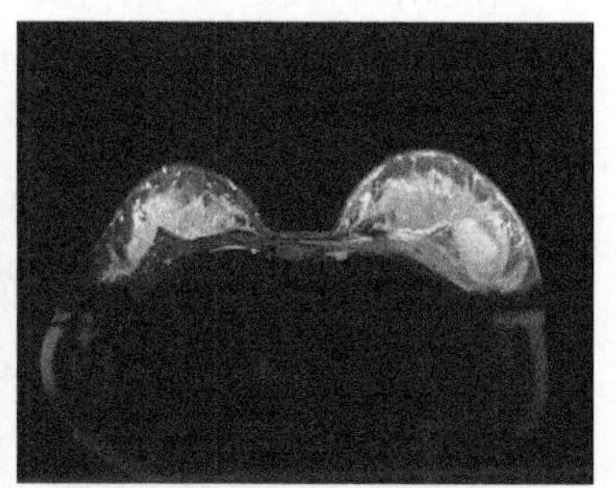

图3-82　压脂信号未见反转

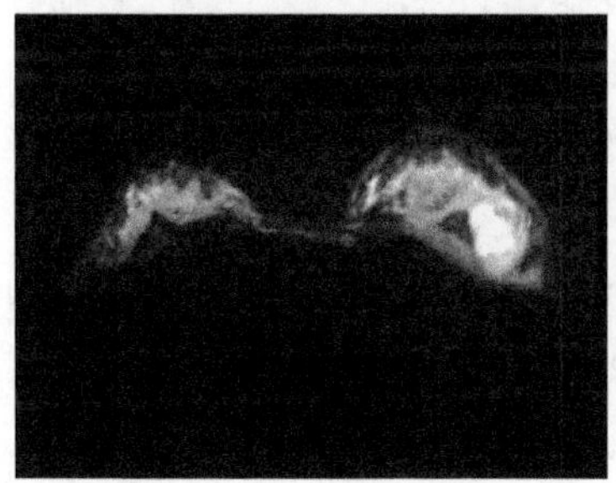

图3-83　RESLOVE 弥散受限

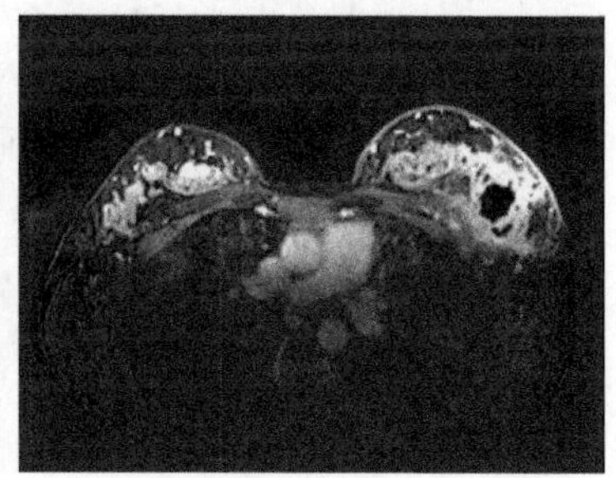

图3-84　增强后边缘及分隔强化

· 诊断报告 ·

1. 放射学表现　左乳肿胀，左侧内下象限、外上象限及外下象限见多发类圆形T1WI低信号、T2WI高信号，压脂信号未见明显反转，高清晰度扩散序列成像（RESLOVE）弥散受限，病灶边缘模糊，内见分隔，较大者约2.1 cm × 3.6 cm，增强后病灶边缘及分隔强化，增强后呈快进慢出型。外上象限病灶皮肤增厚水肿。左侧腋窝见轻度肿大淋巴结信号影。右侧乳腺呈多量纤维腺体型。

2. 放射学诊断　左乳多发异常信号，考虑急性乳腺炎伴多发脓肿形成。

· 报告解读 ·

1. "左乳肿胀，内见多发类圆形T1WI低信号、T2WI高信号影，压脂信号未见明显反转"　提示左乳多发性液性积聚。

2. "增强后病灶边缘及分隔强化，增强后呈快进慢出型，有持续性初始期后信号升高"　提示已经形成脓肿的乳腺炎。

· 知识问答 ·

1. 急性乳腺炎有哪些临床症状?

早期乳房肿胀，局部硬结，进而红、肿、热，压痛；形成囊肿则有波动感，感染表浅者可自行破溃；患侧腋窝淋巴结肿大、压痛。

2. 对于乳腺炎，MRI检查意义何在?

MRI能准确地发现并定位病灶部位，联合DWI及ADC测量值可确定其分型，为临床提供客观化的影像标准。对于脓肿型乳腺炎，MRI检查可为临床医生提供脓肿大小、部位及数量等信息，并可了解脓肿液化状况的信息，有助于临床确定穿刺抽脓部位、时机的选择。

3. 急性乳腺炎是如何形成的?

急性乳腺炎是哺乳期妇女多发的一种疾病，造成它的主要原因有：由于某种原因缩短授乳时间，或减少授乳次数；婴儿对乳汁的需要减少或时间改变，如感冒、长牙和断乳期；固定、死板的授乳时间规定；俯卧式睡觉；乳头皮肤破裂或乳晕皲裂，细菌入侵；此外还有情绪紧张、压抑。

4. 乳腺炎如何预防?

(1) 要预防和积极治疗乳头皲裂。

(2) 防止乳汁淤积。

(3) 注意保持乳房清洁,防止细菌感染。

(4) 自我按摩乳房,少吃有刺激性食物。

第三节 乳腺浸润性小叶癌

· 典型病例 ·

患者,吴某某,女,29岁。3天前,行乳腺B超体检发现左乳肿块。

· 图像资料 ·

见图3-85~图3-89。

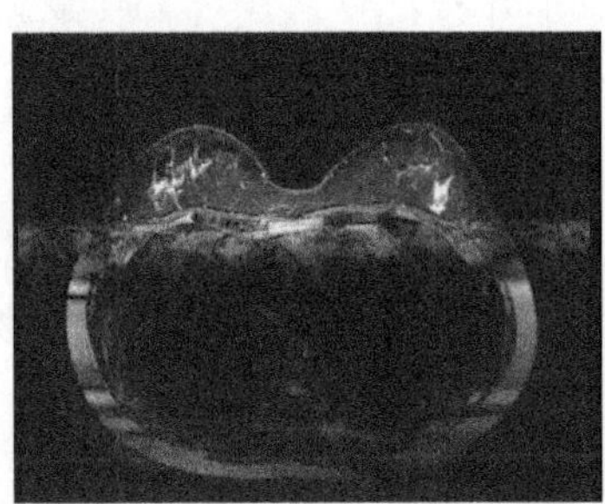

图3-85 左乳T2WI等高信号影

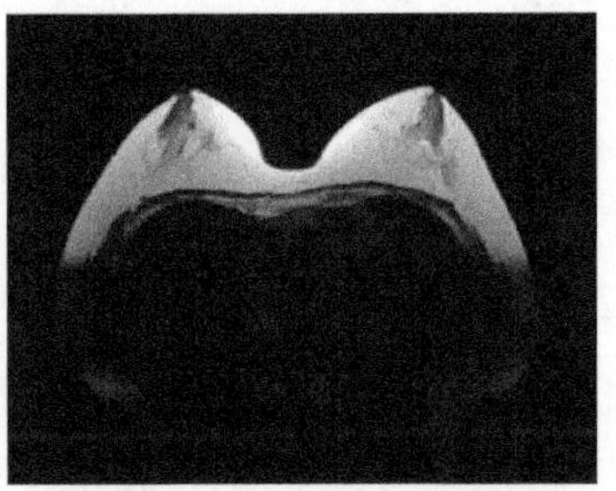

图3-86 T1WI呈等信号影

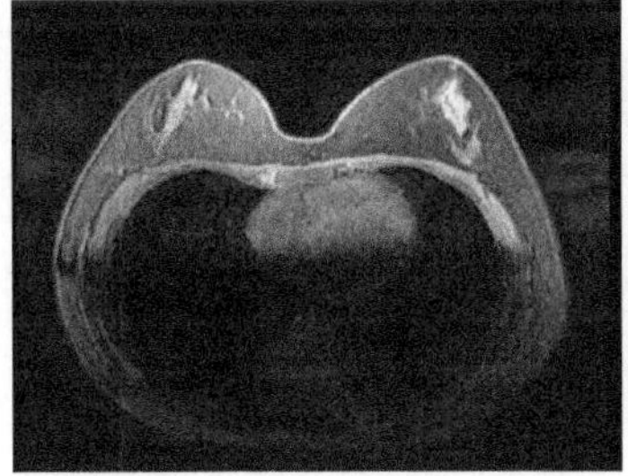

图3-87 压脂信号未见反转

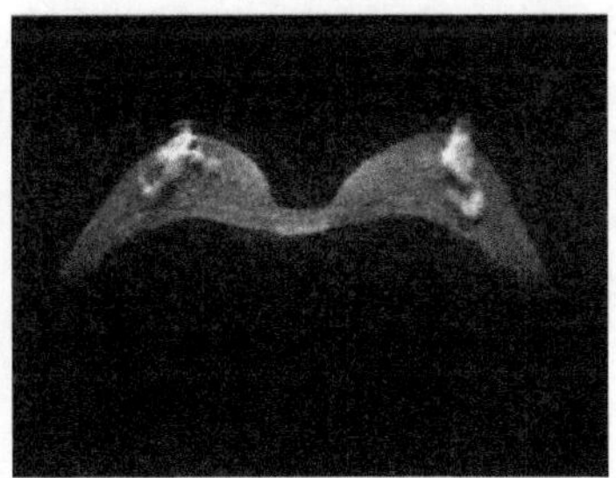

图3-88 DWI弥散受限呈高信号

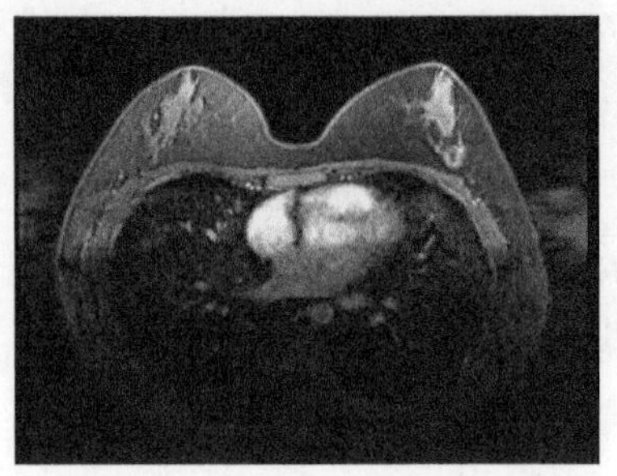

图3-89　T1WI增强后明显强化

· 诊断报告 ·

1. 放射学表现　双乳呈多量腺体型，左乳外下象限见不规则T1WI等信号、T2WI等高信号影，DWI弥散受限呈高信号。动态增强后病灶明显强化。右乳未见明显异常信号影。双乳皮肤未见增厚，乳头未见牵拉向内凹陷。双侧腋窝未见肿大淋巴结影。

2. 放射学诊断　左乳病灶，考虑小叶浸润性乳腺癌（BI-RADS分类：4C），请结合临床。

· 报告解读 ·

1.“双乳呈多量腺体型”　提示了乳腺组织类型。一般正常乳腺分为4个类型，即致密型、多量腺体型、少量腺体型和退化型。

2.“左乳外下象限不规则T1WI等信号、T2WI等高信号影，边界不清”　提示了病灶的信号表现及边缘情况。

3.“动态增强后病灶明显强化”　提示病灶的血管非常丰富。

4.“信号曲线呈速升平台型”　提示动态增强检查时病灶内造影剂浓度随时间的变化情况，增强早期就明显强化，在后期依然有强化，造影剂没有明显流出（廓清）。良性肿瘤和恶性肿瘤均可能出现这种信号曲线类型。

· 知识问答 ·

1. 乳腺癌临床表现有哪些？

早期无明显临床症状，或仅表现为轻微的乳房疼痛，疼痛不随月经周期而变化，至晚期癌肿侵犯神经则疼痛较剧烈，可放射至同侧肩、臀部。乳房肿块常是就诊的主要症状。

2. 乳腺MRI检查优点有哪些？

乳腺MRI检查无反射损伤，对乳腺癌具有较高敏感性；双侧乳腺同时成像；可进行断层及任意三维成像，使病灶定位更准确、显示更直观；对乳腺钼靶无法显示的部位，如乳房根部、腋窝或病变接近胸壁处，MRI检查均可检查出。还可检查出肿瘤成形后内容物有无遗漏或并发症及后方乳腺组织内有无癌瘤等；可检出多中心、多病灶乳癌；可检出胸壁侵犯及胸骨后、纵隔、腋下淋巴结转移，可为乳癌准确分期提供可靠依据；MRI增强检查可展现病灶血流灌注、扩散及血管渗透的情况。乳癌一般呈边缘强化，且早期强化速率快而明显，中晚期强化率明显下降，表现为抛物线样时间-信号强度曲线模式。

3. 乳腺癌分级标准如何理解（基于BI-RADS分级标准）？

0级：需要结合其他影像学检查，进一步评估或与既往结果比较。

1级：阴性无异常发现。

2级：良性所见。

3级：可能是良性发现，建议短期随访（一般为6个月），放射科医生依据随访期间此病变稳定或缩小来证实他的判断。

4级：可疑异常，要考虑活检。此类病变无特征性乳腺癌形态学改变，但有恶性可能性，分为3个亚级。

4A：包括一组需活检但恶性可能性较低的病变。

4B：中度恶性可能。

4C：进一步疑诊为恶性，但还未达到5级的一组病变。

5级：高度怀疑恶性。

6级：确诊恶性病变。

主要参考文献

杨正汉，冯逢，王霄英.磁共振成像技术指南——检查规范、临床策略及新技术应用.第二版.北京:人民军医出版社，2013.

Scott W. Atlas.中枢神经系统磁共振成像（上卷）.第三版.李坤成译.郑州：河南科学技术出版社，2011.

周康荣，陈祖望.体部磁共振成像.上海：复旦大学出版社，2011.

江浩，陈克敏，陆建平，等.骨与关节MRI.第二版.上海：上海科学技术出版社，2015.

白人驹，马大庆，张雪林，等.医学影像诊断学.第二版.北京：人民卫生出版社，2005.

Guermazi A，Roemer F W，Robinson P，et al. Imaging of Muscle Injuries in Sports Medicine：Sports Imaging Series. Radiology，2017，282（3）：646-663.

主编信息

·基本信息·

舒政，男，1968年出生，主任医师，硕士研究生导师。舒主任现任上海中医药大学附属上海市中西医结合医院影像科主任，医学影像教研室主任，虹口区临床医学重点学科负责人，上海市中西医结合学会影像专业委员会委员，上海市感染与炎症学会放射专业委员会委员，上海市医学会放射专业委员会心胸学组成员，上海市科学技术委员会专家库成员，上海市科学技术委员会专家库成员，上海市虹口区放射诊断治疗质控专家组组长。其从事医学影像学临床、科研、教学工作20余年，2014年曾作为访问学者在美国南加州大学USC凯克医学院进修学习。主要研究方向为无创血管成像技术在心脏及下肢病变中的临床应用，主持各级科研项目8项，并在医学核心期刊发表科研论文30余篇。

·擅长领域·

擅长CT及MRI影像学诊断，尤其对胸腹部肿瘤及肺部结节的影像学诊断与处理具有丰富的经验，并开展了CT引导下介入诊断与治疗技术。

·门诊时间·

专家门诊：每周二下午；特需门诊：每周四下午。